Die Macht des Mikrobioms -

Theorie und Praxis zur Heilung der Darmflora

Jens Lauterzeller

Bibliografische Information der Deutschen Nationalbibliothek

Die Deutsche Nationalbibliothek verzeichnet diese Publikation in der Deutschen Nationalbibliografie; detaillierte bibliografische Daten sind im Internet über http://dnb.d-nb.de abrufbar.

eBook ASIN:

Softcover ISBN: 978-3-9823593-0-4

Hardcover ISBN: 978-3-9823593-0-4

Urheberrecht

Widmung

Dieses Buch ist für Maria, die an Reizdarm leidet und Angst hat, ihre Wohnung zu verlassen, damit ihr kein Missgeschick passiert. Es ist aber auch für Susan, die sich Vorwürfe macht. Ihr kleiner Sohn leidet nämlich seit seiner Geburt an Neurodermitis und sie vermutet schon lange, dass dies Folge ihres Stresses in ihrer Schwangerschaft ist. Und das Buch ist auch für den depressiven Mark mit schwerer Verstopfung.

Alle Menschen mit Erkrankungen durch Veränderungen im Mikrobiom mögen erhellende Momente durch das Lesen dieses Buchs gewinnen.

Über eine Rückmeldung in Form einer Rezension würde sich das Team ganz besonders freuen.

Nun viel Spaß und Erkenntnisse beim Lesen!

Inhalt

„Der Darm ist die Wurzel der Pflanze Mensch“

- Franz Xaver Mayr -

1. Vorwort

Das harmonische Zusammenspiel von Körper, Geist und Seele charakterisieren den gesunden Menschen. Gesundheit drückt sich immer in Harmonie aus.

Das Gegenteil davon, die Disharmonie, tritt immer dann auf, wenn dieses subtile vielschichtige Zusammenspiel von Körper, Geist und Seele beim Menschen gestört oder geschädigt wird. Störungen und Schädigungen können die Folge von äußeren Einwirkungen sein. Es gibt aber auch zahlreiche, oft unbemerkt wirkende Faktoren, die dieses energetische Gleichgewicht nachhaltig und dauerhaft angreifen können.

An erster Stelle ist sicherlich die eigene Ernährung zu nennen. Nicht wenige Menschen denken, dass sich der Sinn der Nahrungsaufnahme mit dem Sättigungsgefühl erledigt hat. Man isst, um satt zu werden. Was danach im Organismus geschieht, ist leider immer noch vielen Menschen unbekannt. Die Stoffwechselprozesse, die bereits mit der Nahrungsaufnahme im Mund mit der Speichelbildung anfangen, haben aber einen maßgeblichen Einfluss auf das Wohlbefinden und die Gesundheit des Menschen.

Ist der Stoffwechsel durch ungesunde Nahrungsmittel in Mitleidenschaft gezogen, werden Prozesse in Gang gesetzt, die den gesamten Magen-Darm-Trakt betreffen.

Man sagt, der Mensch sei wie eine Pflanze, die von unten nach oben wächst. Die Wurzel dieses Organismus befindet sich also dort, wo sich auch die Wurzeln aller Pflanzen befinden. Dort im unteren Körperbereich findet sich der Sitz der Gesundheit. Was von unten her gesund wachsen kann, wird auch oben gesund sein.

Aus diesem Grunde ist es den Menschen aller Kulturen schon seit Jahrtausenden bekannt, dass ein gesundes Leben eigentlich im Magen-Darm-Trakt beginnt. Schon seit einiger Zeit ist Humanbiologen und Neurobiologen anhand zahlreicher Studien bekannt, dass der Darm noch unendlich mehr ist als nur ein bloßes Verdauungsorgan, dass aufgenommene Nährstoffe verstoffwechselt und letztlich zur Ausscheidung bringt.

Man spricht tatsächlich davon, dass der Darm das zweite Gehirn des Menschen sei. Der Darm hat eine eigene Intelligenz, was durch die überaus große Zahl von etwa 100 Millionen Nervenzellen, die er besitzt, verdeutlicht wird.

Diese übersteigt sogar die Zahl der Nervenzellen im peripheren Nervensystem, das dafür zuständig ist, dass neuronale Impulse den Weg vom Körper ins Gehirn und umgekehrt finden. Diese Nervenzellen sind zum einen für die lebenswichtige Steuerung und Regulierung der Verdauungsprozesse verantwortlich, spielen aber auch eine bedeutende Rolle bei den komplexen Immunreaktionen des Körpers.

Etwa 70 % der gesamten Immunabwehr wird über den Darm geregelt. Dies ist nämlich der Ort, wo schädliche und toxische Bakterien, Keime und auch Viren eliminiert werden. Aber auch unsere Abwehrzellen lernen , wer ist Freund und wer ist Feind!

Aber der Darm hat noch weitere Funktionen:

Über einen ganz besonderen Nerv, den sogenannten Vagus, stehen Darm und Gehirn beim Menschen miteinander in neuronaler Verbindung. Der X. Hirnnerv, der Teil des parasympathischen Nervensystems ist, fungiert als Mittlerinstanz zwischen oben und unten. Man kann sagen, zwischen der Wurzel des Menschen und den oberen Bereichen seines Organismus.

Es ist bemerkenswert, dass sich im Darm dieselben Neurotransmitter befinden, die auch im Gehirn angesiedelt sind. Sie sind für den Informationsfluss zwischen den Nervenzellen zuständig. Diese Neurotransmitter, die also die interzelluläre Kommunikation regeln, spielen eine besondere Rolle bei der Entstehung psychosomatischer Erkrankungen, wie zum Beispiel Depressionen.

Aus diesem Grunde ist der Magen-Darm-Trakt nicht nur die Steuerzentrale der bereits angesprochenen metabolischen Funktionen, sondern hat auch einen großen Einfluss auf den psychischen Zustand des Menschen.

Funktioniert er nicht richtig, ist der Stoffwechsel gestört oder eingeschränkt, sind psychische Erkrankungen aufgrund des Ungleichgewichts fast immer die Folge.

Doch der Verdauungstrakt des Menschen – und der anderer Lebewesen – ist nicht unbevölkert. Es herrscht ein reges Leben in ihm, denn er wird besiedelt von unzähligen Mikroorganismen, die in ihrer Gesamtheit tatsächlich die Grundlage des physischen wie psychischen Wohlbefindens bilden.

Diese mikroorganische Welt im Darm nennt man Mikrobiom.

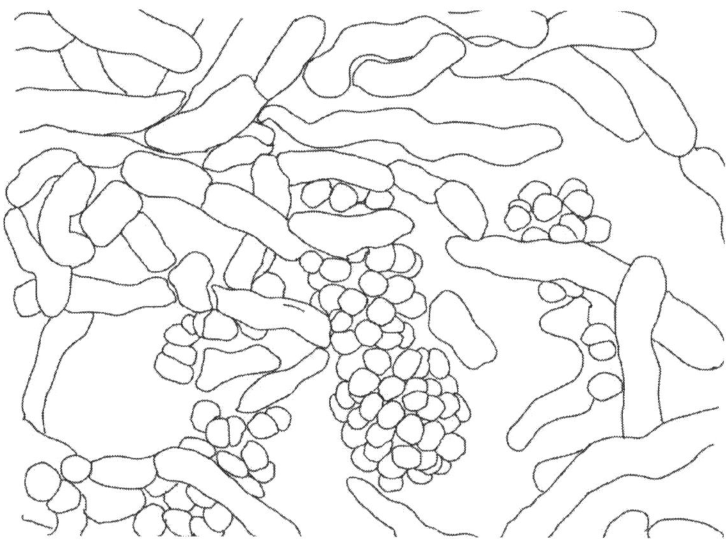

Der Begriff „Mikrobiom“ bezeichnet darüber hinaus aber auch alle im und auf dem Menschen existenten Mikroben, aber auch deren Gene und metabolischen Produkte.

In diesem Buch ist die Rede vom Darm-Mikrobiom, das als eine synonyme Bezeichnung für das zweite Gehirn im Menschen verwendet werden kann.

Jedes Gehirn ist der Sitz von Intelligenz, so auch das Mikrobiom. Da jede Intelligenz vielschichtig und vielseitig ist, trifft das auch für das Darm-Mikrobiom zu.

2. Einleitung

Die Darmgesundheit eines Menschen kann aus den eingangs bereits angeführten Gründen in vielen Fällen als eine Art „Messlatte“ für die gesamte körperliche Gesundheit herangezogen werden. Darum steht das Mikrobiom auch im Fokus, wann immer es um gesunde und ungesunde Ernährungsweisen geht.

Alles, was man isst, muss den Darm passieren. Stoffwechselprozesse sind eigentlich nie ganz abgeschlossen, da über die Nahrungsaufnahme immer wieder neue Nährstoffe in den Körper gelangen und manche Verstoffwechselungen länger dauern als andere. Allein diese alltägliche, lebensbegleitende metabolische Realität zeigt auf, wie bedeutend der Darm und sein Mikrobiom für den Menschen sind.

Neben Ernährungsfragen, die in diesem Buch detailliert erläutert werden, findet der Leser auch viele Informationen zu anderen Themenbereichen, die heutzutage leider zu den Hauptfaktoren einer gestörten Darmflora zählen, wie zum Beispiel Stress, Überlastung, falsche Atemtechnik, aber auch die energetischen Effekte der Mobilfunk-Frequenzen.

Eine gesunde fleischarme Ernährung, die Aufnahme sogenannter Prä- und Probiotika, dazu körperliche Bewegung und Sport sorgen dafür, dass das Mikrobiom lebendig bleibt und seine Aufgaben im Organismus voll erfüllen kann.

Übergewicht, entzündliche Erkrankungen, Magendarmbeschwerden aller Art und Depressionen sind oft die Folge von krankhaft veränderten oder durch ungesunde Ernährung und Keime überlastete Mikrobiome.

Folgenden Fragen wird daher unter anderem nachgegangen werden:

Welche Nährstoffe dienen der Darmgesundheit? Welche bewirken das Gegenteil? Was geschieht im Darm, wenn man Stress ausgesetzt ist? Wie verändert Sport die Darmflora? Welche Schadstoffe wie zum Beispiel Pestizide und Antibiotika haben welche Wirkung?

Diese und viele weitere Fragen rund um das zweite Gehirn im Menschen werden gestellt und beantwortet werden.

3. Wie entsteht das Mikrobiom?

Das Mikrobiom begleitet einen Menschen das ganze Leben lang – und wenn man es genau betrachtet, sogar noch viel länger. Tatsächlich ist bereits die pränatale Phase mitentscheidend für die Bildung einer gesunden und stabilen Darmflora.

3.1. Gesund von Anfang an

Die Erkenntnisse der Biologen und Mediziner über die Natur des Mikrobioms haben sich in den letzten Jahrzehnten immer wieder erweitert. Früher nahm man an, dass zum Beispiel die Gebärmutter ein steriles Organ sei, um das Baby vor Bakterien zu schützen. Dasselbe wurde von Nabelschnurblut und Fruchtwasser angenommen. Doch es ist in Wirklichkeit ganz anders:

Das Baby kommt nicht erst auf seinem Weg durch den mütterlichen Geburtskanal mit verschiedensten Bakterien in Kontakt, sondern bereits viel früher. Aktuelle Studien haben ergeben, dass bereits die pränatale Phase vor der Geburt für die Herausbildung eines gesunden Mikrobioms von größter Wichtigkeit ist. Mit anderen Worten: Bereits während der Schwangerschaft kommt der Darm des Fötus mit Bakterien in Berührung. Sie beginnen, sich auf seinem Darm anzusiedeln.

Nachgewiesen werden konnten lebenswichtige Lactobacillus-Varianten im Fruchtwasser und im Blut der Nabelschnur. Diese Bakterien sind besonders wichtig für ein gesundes und stabiles Immunsystem und eine effektive Immunabwehr, spielen aber auch eine bedeutsame Rolle bei der Milchverdauung.

Die Lactobacillus-Arten sind in der Lage, die sogenannte „Plazenta-Schranke“ zu passieren und das Baby über die Nabelschnur zu erreichen. Wie genau diese Prozesse ablaufen, ist allerdings noch nicht geklärt. Obwohl sich das Mikrobiom also bereits vor der Geburt entwickelt, muss betont werden, dass es insgesamt etwa vier Jahre dauert, bis die Darmflora in ihrer vollständigen Zusammensetzung existent ist.

Auch wenn die Grundlage für ein gesundes Mikrobiom bereits im Mutterleib gelegt wird und die Mutter auf diese Entwicklung auch direkt Einfluss nehmen kann, so sind natürlich die ersten Lebensjahre entscheidend dafür, ob sich auf dieser Grundlage eine stabile Darmflora aus nützlichen Bakterienstämmen entwickeln kann. Der erste Eigenkontakt des Babys mit Bakterien findet also immer erst nach der Geburt statt.

Ein wichtiger Aspekt bei der gesunden Herausbildung eines stabilen Mikrobioms ist auch die Geburt selbst. Die Frage, ob ein Kind natürlich durch den Geburtskanal oder per Kaiserschnitt zur Welt kommt, ist ebenfalls von größter Wichtigkeit. Im Fokus des Biologen steht dabei der Bakteriencocktail, der sich im Geburtskanal befindet.

Verfügt die Mutter über eine gesunde Vaginalflora, in der sich z. B. Bifidobakterien ansiedeln, werden diese vom Baby während der Geburt aufgenommen. Der Bakteriencocktail dient dem Funktionieren des Immunsystems und hat prophylaktische Bedeutung im Hinblick auf mögliche Autoimmunerkrankungen, wie zum Beispiel Typ-1-Diabetes. Bei der Aufnahme von Bakterien durch das Baby ist die Dauer der Geburt nicht unwichtig.

Eine natürliche Geburt nimmt Stunden in Anspruch, die das Baby unter anderem dafür nutzt, viel Fruchtwasser zu schlucken, in dem die Bakterien enthalten sind. Erfolgt die Geburt natürlich, das heißt vaginal, werden dem Baby durch das Entlangreiben an den Wänden des Geburtskanals Darm- und Vaginalmikroben zugeführt. Man ist in der modernen Geburtsmedizin dazu übergangen, eine schmutzige Geburt einer sterilen Geburt vorzuziehen. Das bedeutet, dass Bakterien, die sich auf der Haut des Neugeborenen befinden, nicht sofort abgewaschen werden.

Am besten ist es, wenn das Baby nach der Geburt und für die ersten Stunden seines Lebens ungesäubert auf die mütterliche Haut gelegt wird. Es ist nachvollziehbar, dass Neugeborene, die per Kaiserschnitt zur Welt kommen, über diesen Bakterienmix auf der Haut nicht verfügen. Der Kontakt mit Bakterien erfolgt in einem solchen Falle mit den Geburtshelfern und natürlich auch der Mutter selbst. Vorteilhafter ist aber immer die Vaginalgeburt. In verschiedenen Untersuchungen wurde festgestellt, dass Babys, deren Geburt per Kaiserschnitt erfolgte, in den ersten Lebenstagen schwächere Immunantworten geben als Babys, die vaginal geboren wurden.

Menschen, die per Kaiserschnitt zur Welt kamen, leiden auch öfter an chronischen Erkrankungen, die mit der Immunabwehr einhergehen als andere.

Man hat allerdings eine Methode entwickelt, um diesen bakteriologischen Nachteil wieder wettzumachen, und zwar durch ein Verfahren, das als „Vaginal Seeding" bekannt geworden ist. Dabei handelt es sich um ein Bakterienbad, das aus den Vaginalmikroben der Mutter besteht und mit dem Baby nach der Geburt in Berührung gebracht wird.

Es gibt aber auch die Möglichkeit, die mütterlichen Darmbakterien mit Muttermilch zu mischen. Welche Methode besser geeignet ist, um das Mikrobiom und das Immunsystem zu stärken, ist umstritten. Egal, welche Methode zur Anwendung kommt, wichtig ist, darauf zu achten, dass in der Vagina der Mutter und in ihrem Darm zum Beispiel keine schädlichen Streptokokken angesiedelt sind.

Ist das der Fall, kann es zu einer sehr gefährlichen Infektion des Neugeborenen kommen, die in vielen Fällen sogar lebensbedrohlich ist.

Man nennt diese Infektion die „Neugeborenen Sepsis".

Auslöser dieser Infektion sind vermutlich B-Streptokokken, mit denen sich ein Neugeborenes während des natürlichen Geburtsprozesses infiziert. Mütter, bei denen das Risiko von Keimübertritten auf das Baby besteht, werden darum vorher auf den notwendigen Vaginalabstrich aufmerksam gemacht. Verhindert werden soll die Infektion durch die Vergabe von Antibiotika bei der Geburt.

Der Nachteil dieser Vorgehensweise besteht darin, dass auch jene Bakterien abgetötet werden, die für ein gesundes Mikrobiom eigentlich sehr günstig sind und erhalten bleiben sollten. Der Einfluss der Antibiotika auf das Mikrobiom ist umstritten. Vor allem Langzeiteffekte auf die Besiedlung des Darms mit unerwünschten Bakterienkulturen sind noch nicht gründlich untersucht worden.

Es ist nicht auszuschließen, dass die Antibiotikagabe bei Neugeborenen erste Störungen bei der Besiedlung des Darms und der Herausbildung eines funktionierenden Mikrobioms nach sich zieht. Selbst Darmerkrankungen, die der Mensch erst als Erwachsener bekommt, können hier ihre Ursache haben.

Überhaupt ist das B-Streptokokken-Problem mittlerweile sehr umstritten. Es mehren sich die Hinweise darauf, dass nicht diese intravaginalen Bakterien für die Neugeborenen Sepsis verantwortlich sind, sondern eine anormale Reaktion des Immunsystems des Fötus bzw. Babys als Ursache in Frage kommt. Die Langzeitfolgen der Antibiotikabehandlung können zum Beispiel Asthma und Diabetes sein.

Das Mikrobiom begleitet den Menschen von Anfang an. Das beginnt im Mutterleib und geht im Leben weiter. Die Keimweitergabe im Mutterleib soll dem Organismus optimale Voraussetzungen liefern. Dabei obliegt es der

Mutter, ihr Kind mit gesunden Bakterien gewissermaßen zu „beimpfen".

Man unterscheidet drei Stufen:

1. **Während der Schwangerschaft:** Dabei werden Darm- und Mundbakterien der Mutter durch die weißen Blutkörperchen in die Plazenta geleitet. Von dort aus gelangen sie in den Fötus.

2. **Bei der Geburt:** Während der Passage durch den Geburtskanal nimmt das Baby vaginale Bakterien auf, wodurch es offenbar zu einer Prägung des eigenen Mikrobioms auch für die Zeit nach der Geburt kommt.

3. **Während des Stillens:** Gesunde Bakterien wie Laktobazillen, gelangen durch die Brust der Mutter in das Kind. Die Bakterien bilden sich bereits während der Schwangerschaft und reichern die Muttermilch an. Aber auch das intensive Stillerlebnis und die Intimität von Mutter und Kind während des Hautkontakts sind von größter Bedeutung für ein stabiles Immunsystem.

3.2. Einfluss der Mutter auf das Mikrobiom des Kindes

Das Mikrobiom besteht aus der Gesamtheit der Kleinstorganismen, die sich nicht nur im Innern des Organismus befinden, sondern auch außen. Es handelt sich hierbei um die Haut, aber auch um Körperhöhlungen wie Mund oder Nase.

Selbstverständlich kommt der mütterlichen Vagina bei der Geburt deshalb eine besondere Bedeutung zu. Vergleicht man die Zahl der Mikroorganismen, die das Mikrobiom bilden, mit den Körperzellen eines Menschen, so ist diese je nach Studie bis zu zehnmal so hoch.

Da nun diese Gesamtheit der Mikroorganismen in und auf jedem Menschen anders zusammengesetzt ist, ist auch die Keimweitergabe der Mutter immer individuell. Das Mikrobiom existiert auch in Symbiose mit dem gesamten Organismus, wodurch es sich gut an die individuellen Lebensbedingungen seines Trägers anpassen kann. Das ist auch das Stichwort, um das es hier geht: Individualität. Der Mensch ist ein Individuum, so auch jede Mutter, die ein Kind zur Welt bringt.

Das bedeutet, dass individuelle Gesundheit, Lebensverhältnisse und Umweltbedingungen einen Einfluss auf das Mikrobiom der Mutter und somit des Kindes haben.

Eine gesunde Mutter setzt sich für den Erhalt der Gesundheit des Babys ein. Das tut sie am besten, indem

sie auf ihre eigene Ernährung achtet. Es ist wichtig, daran zu denken, welche Nahrungsmittel welche Mikroorganismen in welcher Menge enthalten, um das Mikrobiom vor einer Geburt gezielt zu stärken. Ist die Darmflora vielfältig angereichert, sinkt auch das Risiko für frühe Erkrankungen für das Neugeborene erheblich.
Der Fötus lernt bereits im Mutterleib von der Mutter und deren Organismus. Kann sich das fötale Mikrobiom gut entwickeln, werden die Fundamente für eine erfolgreiche Reifung des Immunsystems gelegt. Die Aufgabe der unzähligen Mikroorganismen im Darm und anderswo besteht dabei darin, den Immunzellen beizubringen, welche Bestandteile der aufgenommenen Nahrung für den Körper günstig und gut sind, welche Bestandteile es nicht sind und vor welchen der Körper geschützt werden muss.

Man kann das als eine Wechselwirkung zwischen Mikrobiom und dem kindlichen Immunsystem bezeichnen. Beide kommunizieren miteinander zum Wohle des Körpers. Das Ziel ist es, die optimale Balance zwischen Immunakzeptanz und Immunabwehr zu schaffen, das heißt mit anderen Worten, den Körper in ein Gleichgewicht zwischen entzündlichen und anti-entzündlichen Vorgängen zu bringen.

Bekanntlich gibt es viele gesunde pflanzliche Lebensmittel, deren sekundäre Pflanzenstoffe sich besonders für die Immunabwehr eignen und diese im Gleichgewicht halten können.

Das menschliche Mikrobiom ist tatsächlich wie ein Spiegelbild der Ernährung. Ballaststoffreiche Nahrungsmittel sind Bestandteil einer ausgewogenen

Ernährung. Das wird gewährleistet, indem man vollwertige Nahrungsmittel verzehrt, die reich an Makro- und Mikronährstoffen sind. Zu den regelmäßigen Mahlzeiten des Tages sollten darum bestimmte Lebensmittel immer gehören.

Das Weißmehlbrötchen oder die Baguette Stange wird dabei zum Beispiel durch Brotsorten aus Vollkorn ersetzt. Gemüse und Obst, dessen Fruktosegehalt nicht zu hoch ist, gehören ohnehin auf einen ausgewogenen Speiseplan. Fleisch sollte gegen Fisch getauscht werden und wer naschen möchte, sollte auf Süßigkeiten mit ungesunden Kohlenhydraten verzichten und stattdessen zum Beispiel Nüsse mit gesunden Omega-Fettsäuren essen.

Eine derartige Ernährungsweise trägt dazu bei, dass sich das Mikrobiom gut entwickeln kann und auch genügend Laktobazillen und Bifidobakterien in den Körper gelangen. Für eine werdende Mutter und ihr Kind ist das von besonderer Bedeutung. Die funktionierende Darmflora von Mutter und Kind dient aber auch noch einem anderen Zweck: der Gemütslage des Babys, ein weiterer Baustein für ein gesundes Leben.

Im Idealfall sollte die Mutter bereits schon vor einer möglichen Befruchtung durch ihren Partner auf die Gesundheit ihres Mikrobioms achten. Nicht nur der Magen-Darm-Trakt sollte effektive Bakterienkulturen aufweisen, auch das bakterielle Milieu der Haut, des Mund- und Rachenraumes und natürlich der Geschlechtsteile sollte so gesund wie möglich gehalten werden.

Abgesehen von der Tatsache, dass alle Speisen des Tages nach Möglichkeit zu regelmäßigen Zeiten eingenommen werden sollten, sind biologische Nahrungsmittel die beste Wahl, die man haben kann. Das gilt für Gemüse und Obst genauso wie für Fleisch und Fisch.

Der Fokus der Ernährung im Vorfeld der Geburt sollte auch abwechslungsreich gestaltet werden. Nichts nimmt den Spaß an einer gesunden Ernährung mehr, als ein einfältiger langweiliger Speiseplan. Rohkost, Gemüse, vollwertige Getreide- und Sauermilchwaren sind ganz oben auf die Liste zu setzen. Fleisch sollte in moderaten Mengen konsumiert werden.

Bioqualität sollte immer Priorität haben, denn zugesetzte Antibiotika im Fleisch haben eine kontraproduktive Wirkung beim Aufbau und dem Erhalt eines gesunden Mikrobioms. Aber auch Pestizide wie zum Beispiel Glyphosat wirken im Körper wie Antibiotika. Parallel zur ausgewogenen Lebensmittelauswahl ist es natürlich angebracht, auf Zucker zu verzichten.

Es gibt gesunde und ungesunde Kohlenhydrate. Die Kohlenhydrate, die sich in industriellen Süßwaren, aber auch in Softdrinks, Energy-Drinks und überhaupt in süßen Getränken befinden, sind schädlich für die mikrobielle Reifung der Darmflora. Auch zu vermeiden sind zum Beispiel Nudeln, die aus Weizen hergestellt werden. Vollkornnudeln dagegen sind empfehlenswert.

Was die Umstellung der Ernährung vor einer Schwangerschaft und Geburt betrifft, so sind die

Meinungen dahingehend durchaus divergent. Es gibt Biologen, die die Ansicht vertreten, eine extreme Ernährungsumstellung in kurzer Zeit würde dem Organismus mehr schaden als helfen, was sich auch auf das Baby auswirken könnte. Andere sind wiederum der Ansicht, dass dies nicht der Fall ist. Vermutlich ist das Mittelmaß der beste Weg.
Eine extreme rapide Umstellung der Ernährungsgewohnheiten ist in der Regel mit einigem Stress für den Organismus verbunden.

Im Falle einer bereits eingesetzten Schwangerschaft kann das durchaus zu Komplikationen führen. Es können aber auch Stoffwechselprobleme auftauchen, die natürlich eine negative Auswirkung auf die Stabilität des Mikrobioms von Mutter und Kind haben.

Sollten zum Beispiel in der letzten Phase der Schwangerschaft Stoffwechselprobleme bzw. Verdauungsstörungen auftreten, ist es empfehlenswert, das Mikrobiom zu unterstützen.

Dasselbe sollte getan werden, wenn die Mutter Antibiotika vor der Schwangerschaft eingenommen hat. Man unterstützt die Gesundheit der Mikroorganismen durch den Konsum von Naturjoghurt, selbstgemachtem Sauerkraut oder auch Brottrunk. Die besondere Bedeutung von Probiotika für Babys wird weiter unten noch näher erläutert werden.

Natürlich gelten viele dieser Regeln auch für den Vater, der nach der Geburt engen Kontakt zu seinem Kind haben wird. Um die Intimkontakte zwischen den Elternteilen so gesund wie möglich zu halten, raten manche Mediziner zu einer professionellen Zahnreinigung für Mutter und Vater. Das sollte vor der Schwangerschaft geschehen. Der Grund sind mögliche Zahnentzündungen oder Kariesbefall der Zähne. Für die Mutter aber auch für den Vater ist eine regelmäßige Zahnreinigung auch noch während der Schwangerschaft anzuraten. Diese sollte idealerweise im 3./4. und 7./8. Monat erfolgen.

Natürlich ist eine entsprechende Zahnpflege ebenfalls vonnöten. Doch es gibt noch einen anderen Risikofaktor für das Mikrobiom des Babys. So ist es zum Beispiel möglich, dass in der Schwangerschaft bestimmte Infekte auftreten. Das können beispielsweise Blasenentzündungen oder aber eine Bronchitis sein.

In solchen Fällen müssten die Infekte mit besonderer Berücksichtigung des Mikrobioms von beiden Elternteilen nach Möglichkeit ohne Antibiose therapiert werden.

Es gibt also verschiedene Faktoren, die die Bildung und den Erhalt des Mikrobioms fördern. Doch einen wirklich langfristigen Einfluss auf seine Gesundheit und Funktionalität wird nur durch das Stillen erreicht. Es ist die Muttermilch, die eine gesunde Darmflora des Neugeborenen gewährleistet. In zahlreichen internationalen Studien konnte nachgewiesen werden, dass die Muttermilch Träger von wertvollen und gesundheitsfördernden Bakterien ist, die einen positiven Einfluss auf die Darmflora des Kindes haben.

Über das Stillen an der Brust gelangen diese Bakterien direkt in das Kind. Die Darmflora scheint aber auch in

Wechselwirkung mit der Dauer und der Art und Weise des Stillens selbst zu stehen. Offenbar gibt es Zusammenhänge zwischen der Zusammensetzung des Mikrobioms des Babys und dem Stillverhalten der Mutter.

Dabei scheint das Absaugen der Muttermilch durch das Baby die Konsistenz des kindlichen Mikrobioms zu beeinflussen.

Abgesehen von diesen Einzelheiten ist es natürlich der Nährstoffgehalt der Muttermilch, der entscheidend ist. Sie ist stark angereichert mit Proteinen, Fetten und Kohlenhydraten, die das Baby braucht um wachsen zu können. Tatsächlich passt sich der Nährstoffgehalt der Muttermilch auch an das fortschreitende Alter des Babys an, denn unmittelbar nach der Geburt ist dieser ein anderer als einige Wochen oder Monate später.

Es gibt viele Mütter, die sich dafür entscheiden, ihr Kind nicht zu stillen. Was die Gabe von Flaschenmilch betrifft, lässt sich der Nährstoffgehalt natürlich gut variieren. Was Flaschenmilch allerdings nicht enthält, sind die mikrobakteriellen Botenstoffe, die für das Kind so wertvoll sind. Sie stammen aus dem Mikrobiom der Mutter und tragen ihre Individualität, die auf das Kind übertragen wird. Auch Pulvermilch kann der Qualität der Muttermilch in keinem Falle entsprechend sein.

Selbst mit lebenden Mikroorganismen, die in die Flaschenmilch gegeben werden, kann die Wirkungsweise der Muttermilch nicht erreicht werden. Denn es sind zudem auch die Bakterien an den Drüsen der Mutterbrust, die über das Stillen in den Darm des Babys gelangen und dort das Immunsystem stärken.

Ist die Stillphase eines Kindes dann beendet, sollten die Eltern dazu übergehen, es ausgewogen zu ernähren, um das Mikrobiom von Anfang an zu unterstützen.
Es gibt aber noch einen weiteren Faktor, der sich positiv auf die Gesundheit des Mikrobioms des Babys auswirkt. Das ist das Kuscheln von Mutter und Kind. In regelmäßigen, intensiven Kuschelzeiten der Eltern mit ihrem Kind werden wichtige Bakterien übertragen.

3.3. Probiotika

Im Kontext einer ausgewogenen Ernährung sind weiter oben sogenannte „Probiotika" genannt worden.

Der Darm des Menschen beherbergt etwa 100 Billionen Mikroorganismen, die ungefähr 1.000 verschiedenen Arten angehören. Der Darm verfügt damit über mehr Bakterien, als es Zellen im menschlichen Organismus gibt. Dazu kommen 100 Millionen Nervenzellen. Aus diesem Grunde bereits wird auch vom „zweiten" Gehirn des Menschen gesprochen, dessen Gewicht ganze 1,5 Kilogramm ausmacht.

Das sind vergleichsweise beeindruckende Zahlen, die noch einmal die Bedeutung des Mikrobioms für die Gesundheit unterstreichen. Es ist nur selbstverständlich, dass es lebensnotwendig ist, diese Instanz der Gesundheit nach allen Kräften zu unterstützen. Erwachsene tun dies, indem sie sich ausgewogen ernähren und auf die Nährstoffe achten, die sie zu sich nehmen. Sie treffen diese Entscheidung jeden Tag.

Ein Neugeborenes dagegen ist auf die Fürsorge seiner Eltern angewiesen. Ihnen obliegt es auch, zu erkennen, wie es um die Gesundheit ihres Kindes bestellt ist. Die Qualität des Mikrobioms kann zum Beispiel über die Farbe des Stuhlgangs des Babys kontrolliert werden.

Wird das Baby mit Muttermilch genährt, weist sein Stuhlgang eine sehr flüssige Konsistenz auf, die kleine Stückchen enthält. Die Farbe des Stuhlgangs solle hellgelb bis dunkelgelb sei, sein Geruch leicht süßlich.

Wird das Baby dagegen mit Flaschenmilch ernährt, fällt der Stuhl viel fester aus, was mit der Verdaulichkeit der Nahrung zusammenhängt. Da nicht alle Bestandteile vollständig verstoffwechselt werden können, ist sein Geruch ziemlich streng. Dabei gilt die Regel: Je länger der Stuhl im Darm verbleibt, desto fester ist seine Konsistenz.

Im Falle einer Beikost Vergabe findet natürlich eine Veränderung des Stuhls statt. Die Konsistenz wird fester, die Farbe dunkler. Der Geruch gleicht immer mehr dem typischen Stuhlgeruch.

Es sind nun Probiotika, die entscheidend daran beteiligt sind, ob die Darmflora eines Menschen effektiv funktioniert oder nicht. Schon Babys können Probiotika brauchen, ein Begriff, mit dem man Mikroorganismen aber auch gewisse Hefepilze bezeichnet. Es gibt jedoch eine Voraussetzung für die positive Wirkung auf die Gesundheit durch

Probiotika: Sie müssen in entsprechenden Mengen den Dickdarm erreichen.

Aus diesem Grunde werden in probiotischen Nahrungsmitteln gerade jene Bakterienstämme verwendet, die sich als resistent gegenüber der aggressiven Magensäure erwiesen haben, aber auch Gallensäuren und bestimmten Verdauungsenzymen widerstehen können.

Eine weitere Voraussetzung, die Probiotika erfüllen müssen, besteht in der Fähigkeit, sich an den Innenwänden des Darms anzuheften.

Das gewährleistet, dass sie sich an verschiedenen Orten im Darmbereich ansiedeln können, um dort die lokale Flora zu unterstützen.

Ihre Arbeit besteht darin, das Gleichgewicht der ansässigen Bakterienkulturen im Darm aufrechtzuerhalten. Das bedeutet, dass Probiotika die guten und nützlichen Darmkeime vermehren, während sie die schädlichen Bakterien eliminieren bzw. an ihrer Verbreitung hindern. Das führt dazu, dass Verdauungsbeschwerden behoben werden.

Es gibt auch Probiotika, die im Darm antibiotische Stoffe herstellen, die gegen schädliche Keime wirken oder die Abwehraktivität gewisser Zellen des Immunsystems erhöhen. Das steigert die Immunabwehr des Menschen um ein Vielfaches.

Probiotische Lebensmittel, die für Babys geeignet sind, enthalten also diese nützlichen Mikroorganismen, wie zum

Beispiel Laktobazillen, die die oben erläuterte Wirkung im Organismus entfalten. Verdauungsprobleme sind bekanntlich kein Phänomen, das auf das Erwachsenenalter beschränkt ist. Gerade Babys leiden sehr oft unter Durchfall, Koliken oder allgemeinem Unwohlsein. Häufig ist ein Ungleichgewicht des Mikrobioms die Ursache für diese Beschwerden.

Die Probleme eines Babys können auch die Probleme eines Erwachsenen sein.

Sowohl Kinder als auch Erwachsene leiden zunehmend unter dem Umstand, dass sich eine gesunde Darmflora durch die schlechten Essgewohnheiten vieler Menschen nur noch schwer aufrechterhalten lässt. Ist die Lebens- und Ernährungsweise der Eltern ungesund, d. h. wird zum Beispiel viel geraucht und viel Alkohol oder auch Kaffee getrunken, hat das Auswirkungen auf das Mikrobiom der Eltern.

Hinzu kommt ein Faktor, den man eigentlich als „Zivilisationskrankheit“ bezeichnen kann: Bewegungsmangel.

Die Kombination von übermäßig vielen Genussgiften, wozu auch Zucker gehört, und mangelnder körperlicher Bewegung fügen auch einer gesunden Darmflora großen Schaden zu. In nicht wenigen Fällen kommt noch ein erhöhter Medikamentenkonsum wie zum Beispiel Antibiotika dazu, der die Lage nur noch verschlechtert. Dagegen kann kein Darmmilieu auf Dauer etwas ausrichten. Selbst eine zwischenzeitlich gesundheitsfördernde Ernährung bleibt in solchen Fällen ohne wirklich positive Effekte.

Die Bakterienkulturen im Darm werden ihrer günstigen Lebensbedingungen beraubt, sind nicht mehr in der Lage, sich zu vermehren und werden durch gesundheitsschädliche oder sogar toxische Darmbakterien ersetzt.

Die Folge ist ein eingeschränkt effektives Immunsystem und ein allgemeines Unwohlsein, das sich auch psychisch oder psychosomatisch niederschlägt. Dieser gesundheitliche Status der Eltern wird an das Kind übertragen.

Wird dann noch der Fehler begangen, eine Kaiserschnittgeburt einer natürlichen Vaginalgeburt vorzuziehen und wird industrielle Babynahrung anstelle von natürlicher Muttermilch verabreicht, nimmt das Gesundheitsdrama seinen Lauf. Probiotika können gesundheitsfördernd eingreifen. Sie helfen der Darmflora dabei, sich wieder zu regenerieren, sodass sich wieder gesunde Bakterienkulturen ansiedeln können.

Durchfall, Reizdarmsyndrom, Darmentzündungen, Harnwegsinfekte und Koliken können somit verhindert oder bei Vergabe probiotischer Nahrungsmittel nach und nach ausgeheilt werden.

Es gibt spezielle Probiotika, die für Neugeborene und Kinder ausgelegt sind. Sie sind besonders auch dann einzusetzen, wenn eine Mutter ihr Kind nicht stillen kann oder will. Sie sind verdauungsfördernd, sind dabei behilflich, dass der Körper lebenswichtige Nährstoffe absorbieren kann und können in einigen Fällen sogar selbst Vitamine produzieren. Das Gleichgewicht der Darmflora bleibt erhalten. Wenn nicht, kommt es zur sogenannten Dysbakterie oder Dysbiose.

Es gibt zahlreiche Probiotika. Nachstehend zwei Probiotika, die speziell für Babys entwickelt wurden:

- Lactobacillus fermentum

Dieses Milchsäurebakterium ist von besonderer Bedeutung für die Gesundheit der Darmflora des Babys.

Es wird normalerweise über die Muttermilch an das Kind weitergegeben. Kann ein Kind nicht gestillt werden, ist das Wohlbefinden davon betroffen. Aber selbst gestillte Kinder können von dem Lactobacillus fermentum profitieren, wenn es die Mutter zusätzlich zur Ernährung zu sich nimmt.

Studien haben ergeben, dass die Einnahme von nur einer Kapsel über einen Zeitraum von 16 Wochen bereits sehr positive Folgen für die Gesundheit der Darmflora hat. Das Lactobacillus modifiziert dabei die Zusammensetzung der Bakterien in der Muttermilch, wodurch sich das Risiko von Koliken bei Babys sehr verringert.

Aber auch entzündliche Magen-Darm-Infekte und Erkrankungen der Atemwege lassen sich dadurch drastisch einschränken.

Nimmt eine Mutter diese Probiotika über sechs Monate ein, reduziert sie damit das Risiko solcher Infekte in ihrem Körper um fast 50 %. Atemwegserkrankungen wie Bronchitis lassen sich dadurch um etwa 27 % reduzieren.

Ein besonderes Risiko, dem Babys aufgrund einer sich noch aufbauenden Darmflora ausgesetzt sind, ist Durchfall. Ursache ist sehr häufig Fertignahrung aus dem Supermarkt. Bekommen Babys dagegen Milchsäurebakterien verabreicht, kann das Risiko von Durchfallerkrankungen um etwa 44 % gesenkt werden. Das wurde in einer Studie an Kindern, die einen Monat alt waren und Probiotika bis zu ihrem 12. Lebensmonat erhalten haben, gezeigt.

Leiden solche Babys vereinzelt dennoch unter Durchfall, so dauert dieser in der Regel und nach zahlreichen Studienergebnissen nicht so lange, wie bei Babys, die keine Probiotika zugeführt bekamen. Dabei ist das Lactobacillus fermentum auch sehr gut verträglich und somit eigentlich für alle Neugeborenen geeignet.

- Lactobacillus reuteri

Dieses Milchsäurebakterium dient unter anderem der Vorbeugung gegen Hautallergien und Koliken, unter denen so manche Babys leiden. Im Falle von Magen-Darm-Beschwerden wirkt es besonders beruhigend und lindernd. Das auch in der Muttermilch enthaltene Bakterium wirkt sich sofort in positiver Weise auf die Nerven des Babys aus und behebt einen unregelmäßigen und unruhigen Stoffwechsel.

Es ist weiterhin beim Aufbau der kindlichen Darmflora behilflich und bildet antibiotische Stoffe im Körper aus, die Krankheitserregern entgegenwirken. Man vermutet anhand von Studien sogar, dass dieses Milchsäurebakterium gegen Hautveränderungen wirkt, die Folge von Allergien sind. In einer neueren Studie an Mäusen konnte eine Verminderung von Autismus-Symptomen durch die Gabe dieses Keimes erreicht werden. Man nimmt an, dass es über die Produktion von Vitamin B3 passiert. Inwieweit das auf Menschen übertragbar ist, muss noch erforscht werden.

Diese aber auch andere Probiotika können und sollten Medikamente, die den Wirkstoff Simeticon enthalten, ersetzen. Dieser wird verabreicht, wenn sich im Magen-Darm-Trakt des Kindes übermäßig viele Gase angesammelt haben und es zu Blähungen kommt. Weitere Symptome sind Spannungen im Oberbauch und Völlegefühl, worunter auch Erwachsene oft leiden, wenn sie sich falsch ernähren.

Studien aus Schweden zeigen, dass sich die Schreizeit von Babys, die an Koliken leiden, nach der Einnahme dieses Milchsäurebakteriums bereits nach einer Woche um fast 75 % verringern kann. Wurde Babys 21 Tage lang Lactobacillus reuteri verabreicht, hatten sich bei fast 85 % die Koliken wieder gelegt.

Während es empfehlenswert ist, Lactobacillus fermentum dem Baby direkt zu verabreichen, und zwar unabhängig davon, ob es gestillt wurde oder nicht, sollte Lactobacillus reuteri von der Mutter zuerst selbst eingenommen werden. Dann kann es über die Muttermilch in das Baby gelangen.

Grundsätzlich wird angeraten, derartige Probiotika Babys erst ab einem Alter von einem Monat zuzuführen.

Grund ist nicht eine mögliche Schädlichkeit für Neugeborene, die jünger sind, sondern schlicht die Tatsache, dass für Babys unter einem Alter von einem Monat bisher keine Studiendaten erhoben worden sind.

Langzeitfolgen sind durch die Gabe dieser speziellen für Babys konzipierten Probiotika bisher nicht festgestellt worden. Sie sind aber auch nicht zu befürchten. Kinder, die ab dem Alter von einem Monat bis zu ihrem 6. Lebensmonat täglich Lactobacillus fermentum bekamen, erfreuten sich einer stetig wachsenden gesunden Darmflora. Auch im Alter von 3 Jahren ließen sich keine negativen Folgen erkennen.

Probiotika haben die Aufgabe, Babys und Kinder fortgeschrittenen Alters dauerhaft zu stärken und das Mikrobiom zu unterstützen. Die Gabe sollte Teil einer gesunden Ernährungsweise sein. Doch auch spezielle probiotische Stoffe sollten nicht unbeschränkt zugeführt werden, wenn die Ernährung auf die Gesundheit des Babys ausgerichtet ist. Diese Präparate sind immer nur über bestimmte Zeiträume, gewissermaßen „kurweise“, zu verabreichen.

Außerdem sollte die Gabe nur nach Konsultation mit einem Kinderarzt erfolgen. Das Immunsystem von Babys ist sehr fragil und wenn es bei Neugeborenen bereits zu einer Schwächung des Immunsystems gekommen sein sollte, muss die Einnahme unbedingt mit einem Facharzt koordiniert werden.

3.4. Verteilung des Mikrobioms im Organismus

Das Mikrobiom des Menschen steht in einer ständigen Wechselwirkung mit seinem Immunsystem. Ohne gesundes Mikrobiom kann es kein gesundes und stabiles Immunsystem geben. Das ist bereits festgestellt worden. Wie verhält es sich aber nun mit der weiteren Verteilung von Mikroorganismen im und auf dem menschlichen Körper?

Die Antwort auf diese Frage erhält man bereits, wenn man an folgenden alltäglichen Umstand denkt:
Schaut man morgens nach dem Aufstehen in den Spiegel, sieht man den eigenen Körper und das eigene Gesicht. Alles ist einem vertraut, das, was einem gefällt wie auch das, was einem nicht gefällt. Doch in Wirklichkeit sieht man nur einen Bruchteil von sich selbst. Der Teil des Körpers, den man im Spiegel sieht, macht zig Milliarden Körperzellen aus ...

Doch was man nicht sieht, sind die vielleicht Billionen Mikroorganismen, die die Oberfläche der Haut besiedeln. Das sind Bakterien, Pilze, vereinzelt Viren und auch sogenannte „Archaeen“ (Urbakterien), die sie bevölkern und die mithelfen, den Menschen zu dem zu machen, was er ist. Tatsächlich ist die Darmflora jener Ort, an dem die meisten der existenten Mikroorganismen auf einem Platz zusammengedrängt siedeln.

3.4.1. Residentes und transientes Mikrobiom

In der Biologie spricht man vom **„mikrobiellen Fingerabdruck“**, wenn von der Gesamtheit der Bakterien und Bakterienkulturen im und auf dem Körper des Menschen geredet wird. Das Mikrobiom ist wie ein Fingerabdruck, der die Individualität des Menschen widerspiegelt. Die Bakterien, die sich auf der Haut befinden und sie wie einen Schutzfilm überziehen, sind ebenfalls vielfältig:

Wenn es um das Hautmikrobiom geht, wird von zwei Gruppen von Mikroorganismen gesprochen. Zum einen sind es die residenten Organismen, zum anderen die transienten Organismen. Was das bedeutet, drücken die Bezeichnungen eigentlich sehr deutlich aus. Residente Mikroben sind jene, die im Menschen angesiedelt sind, die sein sogenanntes „Kern-Mikrobiom“ ausmachen. Sie kommen bei allen Menschen vor.

Während diese Mikroben „resident“ sind, im Menschen „wohnen“, handelt es sich bei transienten Mikroben um jene Organismen, die von außen auf den Menschen gelangen und seine Oberfläche, also die Haut, besiedeln. Sie sind nur vorübergehende Besucher auf dem Körper, weshalb sie „transient“ sind.

Kein residentes Mikrobiom ähnelt dem anderen. Jeder Mensch verfügt über sein eigenes, ganz individuelles Mikrobiom, weshalb der Begriff „mikrobieller Fingerabdruck“ zutreffend ist. Man hat bei Studien und Experimenten mit Testpersonen festgestellt, dass jeder

Mensch seine eigene „Mikroben Wolke“ um sich herum hat. Der mikrobielle Abdruck lässt sich sogar dort nachweisen, wo sich ein Mensch aufhielt. Tatsächlich können Mikroben, die auf dem Boden eines Zimmers nachgewiesen werden, sogar aus dem Innersten seiner Bewohner stammen.

Das belegt, dass das Mikrobiom ein Lebewesen in seiner Gesamtheit darstellt. Es lebt mit dem Menschen und verändert sich mit ihm auch täglich. Dennoch ist aber jedes Mikrobiom, so individuell, wie es sein mag, über längere Zeit hinweg einer bestimmter Person zuzuordnen.

Das lebenswichtige Hautmikrobiom, das gewissermaßen auch eine zweite Schutzhülle bildet, unterliegt natürlich anderen Einflüssen als zum Beispiel die Darmflora, die von den aufgenommenen Nahrungsmitteln und Nährstoffen abhängig ist.

Die Hautflora unterliegt zum Beispiel dem Alter eines Menschen, seinem Geschlecht und natürlich seiner persönlichen Umgebung. Ist diese sauber, vielleicht sogar steril, oder ist sie eher das Gegenteil? Lebt der Mensch in der Stadt, in der er anderen Umwelteinflüssen und anderen Verschmutzungen ausgeliefert ist, als in einer ländlichen Umgebung? Oder lebt er auf dem Land, fernab von Luftverschmutzung und Umweltbelastungen? Oder hat der Mensch Haustiere?

Alle diese Faktoren haben Einfluss auf das Mikrobiom der Haut. Erwachsene Menschen mittleren Alters verfügen nachweislich über ein vielfältigeres Mikrobiom als ältere Menschen, aber auch Heranwachsende und natürlich

Kinder, deren mikrobielle Diversität noch nicht so ausgeprägt ist. Lebt ein Mensch in der Stadt, haben gewisse Enterobakterien einen zusätzlichen Einfluss.

Unter Enterobakterien versteht man Teile der menschlichen wie tierischen Darmflora. Sie sind praktisch überall im Boden und im Wasser vorhanden. Einige Arten von ihnen sind Krankheitserreger, die Menschen gefährlich werden können. Sogenannte „Krankenhauskeime“ sind Enterobakterien, die besonders jene Menschen befallen, die ohnehin ein geschwächtes Immunsystem haben und die durch den Kontakt mit oft zahlreichen Antibiotika Resistenzen entwickelt haben.

Die Haut hat eine Schutzfunktion, die vom Mikrobiom maßgeblich unterstützt wird. Das bedeutet, dass alle Umwelteinflüsse zuerst auf das Mikrobiom stoßen, bevor sie die Haut erreichen. Das betrifft auch jene chemischen Stoffe, die heutzutage zum Alltag des Menschen gehören, wie zum Beispiel Hautcremes, Duschseifen, etc. All diese Chemikalien treffen auf das Mikrobiom und beginnen dann, mit diesem zu interagieren.

Dabei kann es zu schädlichen Wechselwirkungen für die Hautgesundheit kommen.

Für den Erstkontakt zwischen fremden Stoffen, die von außen auf die Haut aufkommen, und dem Mikrobiom sorgt eine primäre Schutzbarriere, deren Mikroorganismen den Großteil schädlicher Viren oder Parasiten davon abhalten, ins Innere des Körpers zu gelangen. Diese Schutzschicht ist lebenswichtig. Sie kann allerdings bereits durch häufiges Waschen beschädigt werden.

Doch es kommt vor, dass es zum Beispiel Parasiten gelingt, in das Gewebe und sogar in die Blutbahn einzudringen. Dann wird eine sekundäre Barriere aktiviert, die aus einem komplexen System aus adaptiven und angeborenen Abwehrzellen besteht. Diese adaptiven Zellen sind körpereigene Immunzellen, T und B Zellen, die der körpereigenen Abwehr angehören.

Das Hautmikrobiom ist äußert komplex, was sich zeigt, wenn man es sich genauer anschaut. So verteilen sich die Mikroorganismen nicht gleichmäßig über die Oberfläche des Körpers. Ihre Verteilung ist von bestimmten Faktoren abhängig, die mit der Körperstelle zu tun haben. Die Gegebenheiten der jeweiligen Körperstelle bzw. Hautareale kann man als „Mikroklima" bezeichnen. Mikroben siedeln sich je nach günstigen oder ungünstigen Hautvoraussetzungen an.

Das lokale Mikrobiom richtet sich also zum Beispiel nach Feuchtigkeitsgrad, Trockenheit oder Fettgehalt. So gibt es zum Beispiel Mikroben, die ein warmes Habitat bevorzugen und an behaarten Orten wie zum Beispiel den Achselhöhlen zu finden sind. Es sind aber auch die Leistengegend und der Bereich um die Zehen herum, der von wärmeliebenden Mikroorganismen bevölkert wird. Sie tragen Bezeichnungen wie zum Beispiel coryneforme oder gramnegative Bakterien.

Sogenannte lipophile Bakterien und Hefepilze dagegen wie zum Beispiel Malassezia sind in Arealen zu finden, wo sich viele Talgdrüsen befinden, wie z. B: im Gesicht, im Brustbereich und am oberen Rücken.

Hautareale, die trocken sind, werden dagegen von Staphylokokken besiedelt. Das sind Arme und Beine. Doch ihre Zahl ist in diesen Bereichen geringer als in den Feuchtregionen der menschlichen Hautoberfläche.

Wie verhält es sich mit dem Hautmikrobiom bei Neugeborenen?

Obwohl die Umgebung des Fruchtwassers nicht steril ist, verfügen Föten im Mutterleib noch nicht über ein Hautmikrobiom, wie man herausgefunden hat. Nicht nur die Darmflora, sondern auch die Hautflora wird offenbar durch den Kontakt mit der Vaginalflora der Mutter gebildet.

Studien haben gezeigt, dass das junge Hautmikrobiom eine Stunde nach der Geburt in seiner mikrobiellen Zusammensetzung in Hinblick auf die Laktobazillen der Vaginalflora der Mutter gleicht. Wenn Kinder durch Kaiserschnitt zur Welt kommen, sind hauptsächlich Bakterien des Hautmikrobioms der Mutter und des Operationsteams auf der Haut des Neugeborenen zu finden.

Ein Neugeborenes, das im Zuge einer Vaginalgeburt doch durch Kaiserschnitt geboren werden muss, verfügt über ein Hautmikrobiom, dass denen von Babys sehr ähnlich ist, die natürlich zur Welt kommen.

Unmittelbar nach der Geburt sind die Bakterien noch in einer ungeordneten Weise auf der Haut des Babys verteilt, was sich jedoch schnell ändert. Schon nach sechs Wochen ist das Hautmikrobiom dem eines erwachsenen Menschen sehr ähnlich, was die Verteilung der Mikroben betrifft. Man konnte herausfinden, dass sich das Hautmikrobiom eines Babys nach der Geburt vollkommen unabhängig von der Geburtsart entwickelt. Das bedeutet, es organisiert sich eher nach den jeweiligen Körperstellen.

3.4.2. Wechselwirkung zwischen Hautmikrobiom und Immunsystem

Wie stehen nun Mikrobiom und das lebenswichtige Immunsystem des Menschen in Wechselwirkung zueinander?
Wichtig für diese Kommunikation auf Zellebene ist das Gleichgewicht der Bakterien, die eine tragende Rolle beim Mikrobiom spielen. Das geschieht über einen Faktor, den man „Kolonisierungsresistenz“ nennt.

Diese Resistenz bedeutet ganz einfach, dass die vorhandene Mikroben Population neue Mikroben an ihrer Verbreitung hindert. Die Population bleibt mit anderen Worten resistent. Aber auch im Mikrobiom bereits vorkommende Pathogene wie z. B. Staphylococcus aureus oder sogenannte „opportunistische Erregerbakterien“ werden durch die Gemeinschaft der Mikroben in Schach gehalten.

An dieser Wachstumskontrolle, wie man diese Resistenz auch nennen könnte, ist z. B. Propionibacterium acnes beteiligt. Es trägt mit anderen Bakterienarten dazu bei, dass die gesunde Diversität des Mikrobioms erhalten bleibt.

Wie bereits kurz erwähnt, können äußere Einflüsse wie häufiges Waschen oder Duschen eine Dysbiose herbeiführen. Dieses Ungleichgewicht gleicht sich aber nach einer Weile wieder aus.

Da die Bakterien, die das Hautmikrobiom bilden, auch in tiefer gelegenen Hautschichten wie zum Beispiel der Dermis oder dem Fettgewebe existent sind, stehen sie in Austausch mit dem Immunsystem. In diesen tieferen Regionen nämlich befinden sich die sogenannten „Langerhans-Zellen", die spezielle Rezeptoren besitzen, mit denen sie eine Immunantwort in Reaktion auf ankommende Reize in Gang setzen können.

Man hat herausgefunden, dass bestimmte Bakterien des Mikrobioms für die Aktivierung von Langerhans-Zellen zuständig sind. Dadurch soll gewährleistet werden, dass schädlich in den Körper tiefer eindringende Pathogene abgewehrt werden können. Auf diese Weise ist das Mikrobiom nicht nur für die Immunität der Hautoberfläche zuständig, sondern koordiniert und kontrolliert zudem auch noch die Immunabwehr. Ähnlich funktioniert dies auch im Darm.

4. Darmflora und Gesundheit

Die Bedeutung der Darmflora für die Gesundheit des Menschen kann nicht überbetont werden. Auch kann man sich nicht zu viele Gedanken darübermachen, wie man die eigene Darmflora fördert, sie aufbaut und gesund und effektiv erhält.

Viele Studien sprechen dafür, dass der Weg ins Leben durch die Geburt bereits eine wichtige Grundlage für eine auch im Erwachsenenalter intakte und stabile Darmflora legt. Zwar spielt die Darmflora zweifelsohne eine Hauptrolle in der Effektivität des Mikrobioms des Gesamtorganismus, doch darf auch das Haut-Mikrobiom nicht vergessen werden.

Es gibt zwei Wege für Bakterien, in den Körper zu gelangen:

Über die Haut und über die Nahrung.

Für beide Wege gibt es mikrobielle Schutzmechanismen. Unzählige Mikroben, die den Körper wie eine Schutzhülle umgeben und unzählige Mikroben, die den Darm besiedeln und die Verdauungsprozesse steuern. Insofern gilt es, bei der Gesundheit des Mikrobioms auf verschiedene Dinge zu achten.

Im Nachfolgenden soll noch mal ein vertiefender Blick auf die Darmflora geworfen werden:

Was macht das Mikrobiom so effektiv? Was macht überhaupt ein gesundes Mikrobiom aus? Und wie lässt sich eine Darmflora, die aus dem Gleichgewicht geraten ist, wieder regenerieren? Was versteht man unter einer Darmsanierung?

4.1. Die Merkmale eines gesunden Mikrobioms

Der Darm kann mit der Wurzel des gesamten Organismus verglichen werden. Ist diese Wurzel stabil, ist auch der Organismus intakt. Ist sie instabil, kann der Organismus hier und da versagen. **Tatsächlich befinden sich 80 % des menschlichen Immunsystems im Darm. Diese Zahl spricht für sich.**

Die Komplexität der Darmflora zeigt sich aber noch an anderen Zahlen:

Mit 5 bis 7,5 Metern ist der Darm das größtes Organ des Menschen. 100 Millionen Nervenzellen und 100 Billionen Mikroorganismen sorgen dafür, dass die Darmflora ausgeglichen arbeiten kann. Alle Bakterienkulturen, die zusammen 1.000 verschiedene Arten ausmachen, wiegen ganze 2 Kilogramm.

Ist die Darmflora gesund, ist sie in der Lage, Viren, Bakterien, toxische Stoffe, Pilze und Gifte aus der Umwelt abzuwehren und zur Ausscheidung zu bringen. Ist der Darm gesund, dann kann der Mensch seine Nahrung auch

effektiv verstoffwechseln und verwerten. Wenn man auf etwas allergisch reagiert, ist es der Darm, der diese Reaktion bestimmt. Bläht sich der Bauch auf, ist es der Darm, der keinen Milchzucker verträgt.
Doch was sind nun die Merkmale eines gesunden Mikrobioms?

- Faktor „Darm-Hirn-Achse“

Der erste zu nennende Faktor ist die sogenannte Darm-Hirn-Achse. Die Bedeutung der Darmbakterien reicht weit über ihre metabolische Funktionalität hinaus. Doch die Darmflora ist nicht nur für den Darm selbst wichtig. Die Mikroorganismen der Darmflora stehen nicht nur in enger Wechselwirkung mit dem sogenannten „mukosalen“ Immunsystem, sondern auch mit dem Gehirn.

Als mukosales Immunsystem versteht man die intestinale Mukosa. Das ist die Darmschleimhaut, dessen Immunabwehr eine entscheidende Rolle bei Darmentzündungen spielt.

Darmbakterien kommunizieren nämlich über neuronale Verbindungen mit dem Gehirn und beeinflussen sogar bestimmte Gehirnfunktionen. Das ist die Darm-Hirn-Achse, die von einem ungesunden Darm gestört wird. Insofern lassen sich viele depressive Verstimmungen und psychosomatische Erkrankungen im Falle einer geschädigten Darmflora erklären. Dazu kommt, dass viele hormonartige Stoffe und auch Hormone von den Mikrobiomzellen gebildet werden. Bei Depressiven sind auch diese Stoffe messbar verändert.

Ist das Mikrobiom gesund, funktioniert auch diese Darm-Hirn-Achse ohne Einschränkungen.

- Faktor „Diversität“

Ein weiteres Merkmal für ein funktionierendes Mikrobiom ist seine Diversität. Was bedeutet das?

Diversität meint das Verhältnis bestimmter gesundheitsfördernder Bakterienstämme, Viren- und Pilzkulturen untereinander. Diese Diversität sollte möglichst hoch sein. Das bedeutet aber nicht, dass es möglichst viele Bakterien von „nur“ einer der 1.000 Arten im Darm geben soll. Es bedeutet vielmehr, dass unterschiedliche Mikroorganismen vorhanden sein sollen, die in untereinander ausgeglichener Zahl existieren. Keine Bakterienart sollte also in „zu“ hoher Zahl im Darm siedeln.

Dabei geht es besonders um jene Bakterien, die protektiv wirken, den Darm also schützen.

Dennoch gibt es gewisse Umstände, die auch vermeintlich schädliche Bakterien nützlich machen. Das sind zum Beispiel jene, die mit fettreicher Nahrung in den Körper gelangen. Sie sind entzündungsfördernd und oft für die Bildung toxischer Stoffe verantwortlich. Außerdem fördern diese Bakterien sogar den Abbau lebenswichtiger Eiweiße.

Protektive Bakterien sind jedoch für ein gesundes Mikrobiom unerlässlich. Welche Funktion haben sie genau?

- Sie bauen Zucker ab.

- Sie produzieren kurzkettige Fettsäuren im Dickdarm, die positive Effekte auf den Stoffwechsel haben, den Energieumsatz der Zellen erhöhen und entzündungshemmend wirken.

- Sie synthetisieren Vitamine.

- Sie sind dem Darm bei der Abwehr schädlicher Keime und Erreger sowie toxischer Substanzen behilflich.

- Sie begünstigen die Nährstoffaufnahme ins Blut.

- Sie sind für den Abbau von Ballaststoffen zuständig, damit diese vom Körper genutzt werden können.

- Sie tragen offenbar auch dazu bei, wie sich ein Mensch fühlt, ob er sich traurig, niedergeschlagen oder glücklich und euphorisch fühlt. Ein Drittel aller metabolischen Substanzen im Blut stammt aus dem Darm, so auch Serotonin.

- Faktor „Flexibilität"

Ist das Mikrobiom gesund, kann es sich schnell und problemlos auf Änderungen bei der Nahrungszufuhr in den Darm anpassen. Studien haben gezeigt, dass Veränderungen im Speiseplan, zum Beispiel ein Wechsel von vegetarischer oder veganer Ernährung auf ausschließlich tierische Produkte zu bedeutsamen Umstrukturierungen in der Darmflora führen. Diese mikrobielle Anpassung dauert nur wenige Tage.

4.2. Symptome einer gestörten Darmflora

Schon immer haben Menschen vereinzelt an einer gestörten Darmflora und den Folgeerscheinungen gelitten. Doch in der modernen Konsum- und Leistungsgesellschaft, die ungesunde Lebens- und Ernährungsweisen oft geradezu fördert, steht das Mikrobiom in ganz besonderer Weise im Mittelpunkt des Interesses. Erkrankungen des Magen-Darm-Trakts und psychosomatische Beschwerden wie depressive Verstimmungen, aber auch Diabetes und verschiedenste Krankheiten, die auf eine Immunschwäche bzw. veränderte Immunantwort zurückzuführen sind, gelten heute als „zivilisationsbedingt".

Es scheint, als wolle man damit sagen, das sei alles der Preis für die moderne Lebensweise der Menschen. Eine fatale Einstellung, die besonders die industriellen Lebensmittelproduzenten als Begründung heranzuziehen scheinen, wann immer es um die Legitimation bestimmter gesundheitsschädlicher Nahrungsmittel geht. Hinzu kommen täglicher Stress, dem viele Menschen ausgesetzt sind.

Fehlt dann außerdem die ausreichende Bewegung als Ausgleich für sitzende berufliche Tätigkeiten und wird versucht, Stresssymptomen mit Hilfe von Alkohol und Zigaretten entgegenzuwirken, kann das Gesundheitsdrama schnell seinen Lauf nehmen. In Mitleidenschaft gezogen werden die Darmflora, die sehr sensibel auf alle diese äußeren Einflüsse reagiert, aber auch das Immunsystem, das sich auf Dauer gegen bestimmte schädliche Stoffe nur schwer zu Wehr setzen kann.

Das Darmmilieu wird bereits empfindlich gestört, wenn die Ernährung nicht regelmäßig erfolgt. Lassen zudem die Speisen selbst zu wünschen übrig, was ihre Nährstoffzusammensetzung betrifft, verdrängen die schädlichen Bakterien schnell die nützlichen Kulturen, die für die Stabilität des Biosystems „Mensch" mitverantwortlich sind.

Kaum ist das Immunsystem geschwächt, ist es ein Leichtes für alle Arten von Krankheitserregern, in den Organismus einzudringen und ihr gesundheitsschädliches Werk zu vollbringen. Bevor es um eine effektive Darmsanierung geht, wenn das Mikrobiom einmal aus dem Gleichgewicht geraten ist, geht es nachstehend um Symptome, die anzeigen, dass die Balance im Darm gestört sein können.

Arbeitet man nicht dagegen, kann sich die Situation des Immunsystems nach und nach verschlechtern, was chronische Beschwerden nach sich ziehen kann, die dann nur noch ärztlich behandelt werden können.

Das Mikrobiom kann bereits massiv gestört sein, wenn man folgende Symptome hat:

- Verstopfung, Bauchschmerzen
- Blähungen, Aufstoßen
- Durchfall
- Abgeschlagenheit, Müdigkeit
- Anfälligkeit gegenüber Infektionserkrankungen
- Nahrungsmittel-Intoleranzen
- Allergien wie zum Beispiel Heuschnupfen
- Asthma
- Hautreizungen, Hauterkrankungen wie z. B. Akne oder Neurodermitis
- Pilzerkrankungen
- Rheuma
- Psychosomatische Beschwerden wie zum Beispiel Kopfschmerzen, Migräne
- Psychische Erkrankungen wie zum Beispiel Depressionen

Doch jedes Symptom hat bekanntlich seine Ursache, die dem Betroffenen leider nicht immer bewusst ist. Oft sind es Dinge, die übersehen werden, weil sie zum Alltag gehören. Dazu gehört zum Beispiel Leistungsdruck, der zu dauerhaftem Stress führt. Auch wenn man sich an diesen Stress gewöhnt hat, ist er für die Darmflora auf Dauer schädlich.

Nachstehend einige Hauptursachen für eine unausgewogene Darmflora:

- Stress
- Medikamenteneinnahme wie z. B. Antibiotika
- Kohlenhydratreiche Ernährung wie zum Beispiel zu viel Süßigkeiten
- Ungesunde Ernährung mit zu viel Kaffee, Alkohol und säuernden Substanzen
- „Zu viel von allem", das heißt Überernährung
- „Zu wenig von allem", das heißt Unterernährung mit lebenswichtigen Makro- und Mikronährstoffen
- Einseitige Ernährung, zum Beispiel zu wenige Vitamine durch industrielle Produkte
- Einseitige Diäten

- Schlechtes Kauen und Zerkleinern der Nahrung
- Einnahme von Abführmitteln
- Infektiöse Erkrankungen
- Bewegungsmangel

4.3. 10 praktische Tipps für den Aufbau der Darmflora

Wie aber gelingt es nun, eine geschädigte Darmflora wieder aufzubauen? Dafür gibt es zahlreiche Möglichkeiten und Methoden, die man ausprobieren kann, bevor man einen Arzt konsultiert. Eine möglicherweise ärztliche Antibiotikatherapie sollte immer die letzte Option sein, wenn alle anderen eigenen Versuche, das Mikrobiom wieder zu regenerieren, fehlgeschlagen sind:

1. **Stressabbau:** Kann man Stress im Alltag abbauen, kann man dem Mikrobiom einen großen Dienst erweisen. Auch wenn es beruflich in vielen Fällen nur schwer möglich ist, so sollte man sich doch regelmäßig Zeit für ausgiebige Entspannung nehmen. Das können Ruhetage sein, aber auch Pausen für Meditationen oder aber ein längerer Spaziergang durch die Natur. Jeder weiß selbst am besten, was ihn entspannen kann.

2. **Viel Bewegungsausgleich:** Auch, wenn man keinen Sport betreibt, so kann man sich ausreichend bewegen. Das kann regelmäßiges Joggen durch den Park sein, Walking oder zügige Spaziergänge, bei denen einige Kilometer zurückgelegt werden sollten. Aber auch der Gang ins Fitnessstudio mag für den einen oder anderen eine machbare Option sein. Wichtig ist, dass alle Aktivitäten immer in den Alltag integriert werden, sodass sie nicht störend wirken.

3. **Viel Schlaf:** Gesunder Schlaf ist eine der Grundvoraussetzungen für ein gesundes Mikrobiom. Dabei kann der Organismus am besten entspannen und verstoffwechseln. Doch regelmäßige Bettzeiten sollten immer mit regelmäßigen Essenszeitenabgestimmt sein. Wer zu spät und zu viel zu Abend isst, wird einen unruhigen Schlaf haben. Aus diesem Grunde sollte man abends weniger Kohlenhydrate zu sich nehmen als tagsüber, wenn man die Energie benötigt. Wenn möglich, ist ein Spaziergang zur Beschleunigung der Verdauung empfehlenswert. Ein erwachsener Mensch sollte 8 Stunden täglich schlafen. Mahlzeiten nach 19:00 Uhr sollten möglichst vermieden werden.

4. **Einschränken von Genussmittelkonsum:** Man sollte Koffein und Alkohol nur in geringen Mengen zu sich nehmen. Beide Genussmittel haben eine abführende Wirkung und können das Mikrobiom beeinträchtigen.

5. **Trinken:** Gesunde Tees wie zum Beispiel grünen Tee oder Kräutertees trinken. Teein in schwarzem Tee wirkt allerdings verstopfend und sollte daher nicht zu viel getrunken werden. Grüner Tee enthält Antioxidantien, die Entzündungen entgegenwirken. Kräutertees sind ebenfalls sehr für den Aufbau des Mikrobioms geeignet. Und selbstverständlich sollte genügend Wasser wie z. B. stilles Wasser oder Mineralwasser getrunken werden. Wasser regt grundsätzlich den Stoffwechsel an und hat entgiftende Wirkung.

6. **Verzicht auf Fertigprodukte:** Alle verarbeiteten Nahrungsmittel und Fertigprodukte wie zum Beispiel aus Konserven sind aufgrund der zugesetzten Stoffe mit Vorsicht zu genießen. Konservierungsstoffe schädigen oft die Darmflora. Außerdem enthalten viele Fertigprodukte versteckte Zucker und Transfette. Man sollte darum immer natürliche und möglichst frische Waren auswählen.

7. **Präbiotika:** Präbiotische Lebensmittel sind sehr hilfreich, wenn es um die Regeneration der Darmflora geht. Präbiotische Ballaststoffe sind Nahrungsstoffe, die nicht verdaut werden können und so den nützlichen Bakterienkulturen im Darm als Nahrung dienen. Sie sind zum Beispiel enthalten in: Zwiebeln, Spargel, Lauch, Artischocken, Chicorée. Auch Knoblauch ist ganz besonders empfehlenswert, da er präbiotisch wirkenden Schwefel enthält.

8. **Fermentierte Lebensmittel:** Eine Ernährungsumstellung, bei der auch fermentierte Lebensmittel auf den Speiseplan kommen, kann zum Beispiel umfassen: Sauerkraut, Kimchi, Kefir, Miso. Doch da die in fermentierten Nahrungsmitteln enthaltenen Bakterienstämme rasch absterben, sollte man diese immer sehr frisch zu sich nehmen. Fermente können durchaus als natürliche Probiotika verwendet werden.

9. **Probiotika:** Probiotische Nahrungsmittel werden bereits Neugeborenen gegeben, da sie das Mikrobiom, die Stoffwechselprozesse und das Immunsystem auf sehr effektive Weise fördern und unterstützen. Bestimmte Enzyme, Pilze und Bakterien dienen dazu, diese Nahrungsmittel haltbar zu machen. Durch den Gärungsprozess werden wertvolle Bakterienkulturen, wie zum Beispiel Milchsäurebakterien, gebildet. Probiotische Lebensmittel sind zum Beispiel Joghurt, Kefir, saure Gurken, Kombucha.

10. **Ballaststoffreich essen:** Lebensmittel, die viele gesunde Ballaststoffe enthalten wie zum Beispiel Vollkorn, Leinsamen, Haferflocken, Vollkornnudeln, Hülsenfrüchte sind eine willkommene Nahrung für die nützlichen Bakterien im Darm. Zudem fördern sie die Ausscheidung von Schadstoffen im Körper. Obst enthält ebenfalls Ballaststoffe, doch der hohe Fruktosegehalt sollte Anlass sein, Früchte nur in geringen Mengen zu verzehren.

4.4. Darmsanierung

Wenn die Darmflora einmal ins Ungleichgewicht gekommen ist, sollte man allerdings nicht in Panik verfallen. Sie ist von Natur aus sehr flexibel. Im Positiven bedeutet das, dass man sie relativ schnell wieder auf ein gesundes Niveau bringen kann – sofern man das Problem erkannt hat. Viele Menschen achten nicht auf ihren Darm und das Mikrobiom, vernachlässigen es durch ungesunde Ernährung oder ungesunde Lebensweisen mit wenig Schlaf und Bewegung.

Nicht immer sind die Ursachen für ein geschädigtes Mikrobiom in der Ernährung zu suchen. Meistens ist es eine Kombination verschiedener Faktoren über einen längeren Zeitraum.

Wenn das Darm-Mikrobiom nicht so funktioniert wie es soll, ist eine zeitweilige Ernährungsumstellung allerdings das erste, was man tun sollte. Dazu gehören auch regelmäßige Mahlzeiten am Tag, der Verzicht auf den Snack zwischendurch und überhaupt ein durchdachter Speiseplan, der prä- und probiotische Lebensmittel vorsieht.

Auch, wenn nicht jeder, der Darmprobleme hat, diese Art der Ernährung bevorzugt, es geht um die Gesundheit, die den gesamten Organismus betrifft.

Wer Probleme mit einer Ernährungsumstellung hat, hat zum Beispiel die Möglichkeit über Intervallfasten Gutes für den Darm und seine Flora zu tun. Intervallfasten ist in den letzten Jahren sehr populär geworden, da es keine drastische Ernährungsumstellung per se bedeutet, sondern eher die Verringerung der Nahrungsmenge und eine Verlängerung der über die Nacht vorhandenen natürlichen Fastenperiode.

In der Regel ist es nämlich Überernährung, die den Stoffwechsel verlangsamt und die Darmflora schädigt.

Zu viel von allem ist nicht gut. Intervallfasten bedeutet, dass man dem Organismus je nach Methode, die man anwendet, Zeit für die Verdauung und Regenerierung gibt. So gibt es Essens- und Fastenzeiten, die aber nicht so verteilt sind, dass es unmöglich wird, sie durchzuführen. Vielmehr gibt es Methoden des Intervallfastens, die sehr gut in den Alltag zu integrieren sind.

Hilft diese Methode nicht, ist der Wechsel der Ernährungsweise hin zu Low Carb eine andere Variante. Das bedeutet, dass man grundsätzlich viel weniger Kohlenhydrate zu sich nimmt. Kohlenhydrate, mit anderen Worten also Zucker, gelten nicht ohne Grund als ein Hauptverursacher mikrobieller Ungleichgewichte im Magen-Darm-Trakt. Bleibt auch diese Optionen ohne den gewünschten Erfolg, gibt es noch eine weitere Möglichkeit, den gesunden Status Quo wiederherzustellen. Das ist die Darmsanierung.

Eine richtig durchgeführte Darmsanierung dient nicht nur der Gesundung des Mikrobioms, sondern kann auch vorbeugend eingesetzt werden. Wer von Zeit zu Zeit eine Darmsanierung durchführt, minimiert das Risiko eines kranken Darms. Im Falle chronischer Darmerkrankungen, die durch ein mikrobielles Ungleichgewicht verursacht werden, ist eine Darmsanierung sogar noch dringlicher.

Eine Darmsanierung umfasst die Einnahme bestimmter Präparate, die weiter unten erläutert werden. Dabei handelt es sich zum Beispiel um Mineralerde, die die Aufgabe hat, absorbierend zu wirken. Zusätzlich ist es notwendig, während einer Darmsanierung viel Flüssigkeit aufzunehmen. Damit sind keine Softdrinks gemeint, sondern Wasser, spezielle Kräutertees und Säfte.

Aber auch ausreichende körperliche Bewegung möglichst an der frischen Luft ist ein Bestandteil der effektiven Darmsanierung. Und wer sich viel bewegt, sollte sich auch gut entspannen. So sind Entspannungszeiten ebenso wichtig wie Phasen, in denen man sich ausgiebig bewegt. Ein anderer Aspekt ist die Entgiftung. Die Darmgesundheit hängt davon ab, dass die zugeführte Nahrung auch gesunde Nährstoffe enthält. Ist das nicht der Fall, kann es schnell zu einer Akkumulation toxischer Substanzen kommen, die dann wiederum Vergiftungserscheinungen zur Folge haben können.

Entgiftung und Entschlackung sind daher zwei Hauptaspekte einer jeden Darmsanierung. Aus diesem Grunde ist es wichtig, auch die Leber mit entgiftenden Präparaten zu unterstützen. Schließlich gibt es auch noch die Möglichkeit, eine Darmsanierung mit Massagen abzurunden. Nachstehend eine kurze Übersicht darüber, was eine Darmsanierung bewirken soll:

- **Neuaufbau der Darmflora:** Dabei werden nützliche Bakterienarten gefördert und jene, die nicht nützlich oder schädlich sind, eliminiert und ausgeschieden. Ziel ist es, die Darmflora soweit zum Funktionieren zu bringen, dass sie wieder selbständig ihre Aufgaben im Körper übernehmen kann.

- **Behebung von Entzündungen:** Mögliche Entzündungen in den Darmschleimhäuten werden behoben, wodurch diese wieder in die Lage versetzt werden, sich selbständig zu erneuern.

- **Beseitigung von Ablagerungen:** Mögliche Ablagerungen, die sich an den Innenwänden des Darms finden, werden eliminiert.

Kann eine Darmsanierung erfolgreich beendet werden, ist nicht nur die Verdauung davon positiv betroffen. Es können auch aufgenommene Nährstoffe aus der Nahrung wieder viel besser und effektiver verstoffwechselt und dem Körper in Form von Energie zugänglich gemacht werden. Ohne reibungslose Verdauung und eine funktionale Darmflora ist auch die Energieversorgung des gesamten Organismus in Mitleidenschaft gezogen.

Da der Körper die ihm zur Verfügung stehende Energie aus der Nahrung immer an jene Orte des Körpers leitet, wo diese am dringendsten benötigt wird, wie zum Beispiel in lebenswichtigen Organen, aber auch dem Gehirn selbst, können Entzündungsherde an anderen Stellen des Körpers nicht immer wirkungsvoll bekämpft werden. Die für

Heilprozesse notwendige Immunantwort bleibt in diesen Fällen aus, was zur Verschlechterung des allgemeinen Gesundheitszustandes führt.

Zusammen mit den Nieren, der Leber und der Haut dient der Darm der Ausscheidung von Stoffwechselprodukten. Gelingt es diesem gut, heilen auch Darmbeschwerden ab.

4.4.1. Eine Darmsanierung vorbereiten

Doch wo fängt man an, wenn der Organismus eine Darmsanierung braucht?

Bevor man den Darm saniert, ist es möglich, feststellen zu lassen, welche Faktoren die Gesundheit ursächlich negativ beeinflussen. Dazu ist es notwendig, die Darmflora genau zu analysieren. Eine solche Analyse nimmt in der Regel der Facharzt vor.

Die Untersuchung der Darmflora ist durchaus umstritten, da sie sich ja schnell verändert und die Untersuchung zudem sehr kostspielig ist. Mit Hilfe von Gensonden kann außerdem nur maximal 25 % der vorhandenen Keime analysiert und in ihrem Verhältnis zueinander betrachtet werden. Dafür wird eine Stuhlprobe erforderlich, die in einem medizinischen Fachlabor analysiert wird.

Der Fokus der Analyse liegt zum Beispiel darauf, festzustellen, welche verschiedenen Bakterienkulturen im Mikrobiom vorhanden sind. Wie ist es um Diversität und Flexibilität der Darmflora überhaupt bestellt? Sind also im

Darm nur jene Bakterienarten vertreten, die wichtig sind für die natürliche Funktion dieses Organs? Welche ungesunden Mikroorganismen haben sich möglicherweise angesiedelt und drängen die gesunden Kulturen zurück? Zusätzlich wird analysiert, ob im Darm schädliche Pilze angesiedelt sind.

Je nach Ergebnis der Analyse wird die Darmsanierung geplant. Diese hängt ab von:

- dem „normalen" Gesundheitszustand des Betroffenen

- der Dauer der Anwendungen, Einnahme mineralischer Präparate und von Nahrungsergänzungsmitteln, „normalen" Ernährungsform des Betroffenen.

- der anzuwendenden Methode wie zum Beispiel mit oder ohne Abführmittel als Unterstützung einer notwendigen Darmreinigung

Vor einer Darmsanierung kann eine Darmreinigung wie zum Beispiel mit einer sogenannten „Colon-Hydro-Therapie" bedarfsweise vorgenommen werden. Diese besteht darin, etwa 10 Liter Wasser 15mal durch den gesamten Darm zu spülen, was seiner Entleerung dient. Natürlich können auch Abführmittel eingenommen werden, um eine Darmreinigung durchzuführen. Jedoch ist die Wassertherapie die schonendere Variante einer Darmreinigung.

Wie intensiv eine Darmreinigung erfolgt, ist von Fall zu Fall und auch von der Analyse der Stuhlprobe abhängig. Die Darmsanierung selbst kann auch unterschiedlich lange dauern und intensiv durchgeführt werden. Dies ist abhängig von ihrer gesundheitlichen Notwendigkeit.

Sie kann über 10 Tage aber auch über 3 Monate geplant werden. Falls man sich für eine Darmsanierung über einen Zeitraum von 3 Monaten entscheidet, ist natürlich an eine langsame Steigerung der Einnahme der beteiligten Präparate und Nahrungsergänzungsmittel zu denken. Die Dosierung sollte also nach und nach erhöht werden, damit der Körper nicht überlastet wird.

Auf alle Fälle sollte die Dosierung an die persönlichen Belange angepasst werden. Wer empfindlich ist, sollte nur immer die Hälfte der Dosis zu sich nehmen. Je sanfter die Darmsanierung durchgeführt werden kann, desto besser für den Organismus. Eine „Rosskur“ für den Darm ist nicht empfehlenswert. Besonderes Augenmerk liegt natürlich auf der Ernährung während der Zeit der Darmsanierung.

Die „normale“ Ernährung darf es, wie schon wiederholt betont, natürlich nicht sein. Je gewohnheitsmäßiger die Nahrungsaufnahme erfolgt, desto geringer sind die Chancen, dass die Entgiftung auch effektiv erfolgen kann.

Die Ernährung muss vitaminreich und basisch sein, das heißt auf vollwertiger Pflanzenbasis beruhen. Auch eine Auflockerung des Speiseplans mit Suppen- oder Safttagen, an denen nichts anderes konsumiert werden darf, ist sehr hilfreich. Weiterhin ist auch ein Fastentag als Wocheneinlage empfehlenswert.

4.4.2. Ablauf der Darmsanierung

Jede Darmsanierung hat drei Phasen:

- Darmreinigung
- Darmsanierung, das heißt Entgiftung mittels mineralischer Präparate
- Darmflora-Aufbau

Welche Präparate bzw. Mineralstoffe sind nun notwendig, um eine Darmsanierung erfolgreich durchzuführen?

- **Zeolith, Bentonit:** Hierbei handelt es sich um Mineralerden, die die Aufgabe haben, die durch Flohsamen zuvor vom Darm gelösten toxischen Substanzen und Ablagerungen an den Darminnenwänden zu „binden". Durch diese Bindung werden die betroffenen Stoffe gewissermaßen gesammelt und können dann gemeinsam über den Stuhl den Körper verlassen. Sowohl Zeolith als auch Bentonit ist in Pulverform und als Kapseln erhältlich. Man hat aber zum Beispiel die Möglichkeit, Bentonit in flüssiger Form mit Wasser vermischt zu kaufen. Doch die Qualität des Präparats ist von großer Wichtigkeit. So sollte es immer Arzneimittelqualität haben, da es für die innere medizinische Anwendung bestimmt ist. Im Falle von Zeolith sollte man unbedingt auf eine medizinische Zertifizierung achten.

- **Flohsamen:** Flohsamen werden in Pulverform angeboten. Das Pulver ist auch als „Psyllium" bekannt. Wenn es um eine Darmsanierung geht, kommt dem Flohsamenpulver eine überaus wichtige Funktion zu. Es soll die manchmal verhärteten Ablagerungen an den Darminnenwänden ablösen und die im Darmtrakt vorhanden Schadstoffe gewissermaßen für die Ausscheidung vorbereiten. Es ist wichtig, die Schalen der Flohsamen nur gemahlen einzunehmen. Da viele Flohsamenprodukte erhältlich sind, ist unbedingt darauf zu achten, dass sie sich im fein gemahlenen Zustand befinden. Je gröber die Samen ausfallen, desto unverträglicher sind sie für den Betroffenen. Doch Flohsamenpulver ist immer vorzuziehen, da die Wirkstoffe in Pulverform weitaus effektiver sind.

- **Probiotika:** Probiotische Präparate enthalten gesunde Bakterien, die für den letztendlichen Wiederaufbau des Darm-Mikrobioms entscheidend sind. Unterstützt werden probiotische Präparate durch eine entsprechende Ernährungsweise, bei der probiotische Lebensmittel wie zum Beispiel Joghurt auf dem Speiseplan stehen. Probiotische Bakterienstämme kann man in flüssiger Form kaufen. Sie sind aber auch in Kapselform erhältlich. Man kann auch beide Formen miteinander kombinieren. Trotz probiotischer Lebensmittel sollte aber niemals auf diese Präparate mit medizinischer Wirksamkeit verzichtet werden.

Man kann eine Darmsanierung über die Dosierung der genannten Präparate natürlich individuell steuern. Dadurch lässt sich sogar die Dauer einer Darmsanierung mehr oder weniger genau bestimmen. Neben diesen wichtigen Präparaten gibt es allerdings noch Zusatzstoffe und Spurenelemente, die die Sanierung des Darms weiter unterstützen.

Folgende basische Mineralstoffe, unter anderem als Prophylaxe gegen Übersäuerung, sind empfehlenswert:

- „Organisches Silizium Mineral Plus", ein Mineralstoffpräparat, das viel Silizium enthält.

- Verschiedene Meereskorallen zur Erhöhung der Calcium- und Magnesium-Zufuhr. Sango-Meereskorallen ist in Pulverform erhältlich. Die erforderliche Dosis wird mit 200 ml Wasser vermischt und zum Beispiel dreimal am Tag schluckweise getrunken.

- Gut absorbierbare und darmfreundliche Citrate und multimineralische Chelate. Sie lassen sich zu jeder Mahlzeit einnehmen.

Ferner können Präparate mit Grapefruitkernextrakten eine Darmsanierung als Vorbeugung gegen Bakterien, die das Mikrobiom angreifen, sowie auch gegen Pilzinfektionen unterstützen. Fünf Tropfen des Extrakts müssen zweimal täglich mit Wasser aufgenommen werden, am besten morgens sofort nach dem Aufstehen und nach dem Abendessen.

Wenn es um die Entgiftung geht, wirken Chlorella-Algen antitoxisch, was bedeutet, dass sie in der Lage sind, zum Beispiel Schwermetalle, die sich im Organismus angesammelt haben, zu binden und somit ihre vereinfachte Ausscheidung zu fördern. Was die Dosierung der Algen betrifft, sollte diese aus vier Tabletten bestehen, die zweimal am Tag jeweils zu den entsprechenden Speisen zugeführt werden.

Eine weitere Zusatzkomponente für eine erfolgreiche Darmsanierung ist Gerstengras, das nicht nur entzündungshemmend wirkt, sondern auch die Regeneration des Mikrobioms beschleunigt. Gerstengras hilft aber auch bei der Vermeidung von Durchfallerkrankungen und Darmverstopfungen und dient der Erneuerung der Darmschleimhäute.

Die beste Aufnahme von Gerstengras in Pulverform erfolgt durch Shakes, Säfte und Dressings. Es kann aber auch einfach mit Wasser vermischt und getrunken werden. Wenn es unter eine Suppe gerührt wird, sollte diese niemals heiß verzehrt werden.

Um Darmparasiten zu bekämpfen und auch deren den Organismus belastenden Ausscheidungsprodukte zu beseitigen, werden Kräuter und bestimmte Heilpflanzen verwendet. Dafür gibt es diverse Heilpflanzen. Sie sind zum Beispiel als ätherisches Öl, als Tees, getrocknet oder in Kapselform erhältlich. Beispiele sind hier das Oregano-Öl, Schwarznusschalen oder Olivenbaumextrakte.

4.4.3. Darmsanierung durchführen

Die Hauptkomponente bei einer Darmsanierung sind Mischgetränke bzw. Shakes. Um einen solchen Shake selbst zuzubereiten, müssen zum Beispiel Flohsamen und Mineralerde bzw. Zeolith oder Bentonit zu gleichen Teilen, das heißt jeweils 1 TL mit 400 ml stillem Wasser vermischt werden. Dieses Mischungsverhältnis sollte bis zum fünften Tag der Darmsanierung beibehalten werden. Der Grund ist der Körper selbst, der sich nämlich an diese Ernährungsform erst nach und nach gewöhnen muss.

Die Shakes sollten entweder eine Stunde vor dem Essen oder zwei Stunden nach dem Essen zugeführt werden. Wenn 2 Shakes am Tag getrunken werden, könnte das bedeuten, dass 1 Shake morgens nach dem Aufstehen auf nüchternen Magen und 1 Shake am Abend vor dem Schlafengehen konsumiert werden.

Nach einer Weile, wenn der Organismus sich an die Inhaltsstoffe gewöhnt hat, ist es möglich, die Zufuhr auf 3 Shakes am Tag zu erhöhen, wodurch die Darmsanierung beschleunigt werden kann.

Was die Probiotika betrifft, so sollten diese zweimal am Tag, am besten zu den Mahlzeiten oder auch danach aufgenommen werden. Flohsamen-Präparate müssen stets mit ausreichend Wasser in den Körper gelangen. Das bedeutet, dass ein gestrichener TL Flohsamenpulver mit einer Wassermenge von mindestens 200 bis 300 ml, am besten 400 ml, vermengt werden muss.

Nach der Zufuhr des Shakes ist es unbedingt empfehlenswert, zusätzlich ein Glas stilles Wasser zu trinken, das eine Füllmenge von 250 ml haben sollte.

Grundsätzlich ist Wasser für die Darmsanierung auch sonst sehr wichtig. Es wird darum angeraten, 30 ml Wasser, still oder auch rein, pro Kilo Körpergewicht zu trinken. Zur geschmacklichen Abwechslung ist es auch möglich, Kräutertees zu sich zu nehmen. Egal, welche Kombination gewählt wird, es sollte immer darauf geachtet werden, dass die Mengen nicht überschritten werden.

Mineralerden wie Bentonit oder Zeolith müssen auch mit entsprechend abgemessenen Mengen Wasser zugeführt werden, da jede Mineralerde absorbierende Eigenschaften hat.

Werden probiotische Substanzen aufgenommen, muss auch hierbei darauf geachtet werden, wann genau das geschieht. Empfehlenswert ist es, probiotische Stoffe eine halbe Stunde vor jeder Mahlzeit, die immer zumindest einen geringen Fettgehalt haben sollte, zu sich zu nehmen. Auf keinen Fall aber dürften Probiotika nach einer Mahlzeit zugeführt werden.

4.4.4. Beispiel: Ein Tag Darmsanierung

Folgender Beispieltag, bei dem 2 Shakes getrunken werden sollten, dient nur als Orientierung. Selbstverständlich sollte jede Darmsanierung an die individuelle Gesundheits- und Lebenssituation angepasst werden. Ein Generalrezept gibt es also insofern nicht. Doch das nachstehende Beispiel hat den Zweck, dem Betroffenen ein Gefühl dafür zu geben, wie er sich eine tägliche Darmsanierung vorzustellen hat und welche Aspekte beachtet werden sollten. Die Auswahl der Mahlzeiten ist optional zu verstehen:

Aufstehen um 07:30 Uhr

Der Plan für den Morgen besteht darin, viel Wasser zu trinken. Wasser regt die Verdauung an und bringt zudem ein gewisses Sättigungsgefühl. Optional besteht die Möglichkeit einen selbst zubereiteten Tee mit gesunden Kräutern wie zum Beispiel Brennnesseln zu trinken.

Morgen-Shake um 07:45 Uhr

Der erste Shake am Tag wird natürlich frisch zubereitet und sofort getrunken. Anschließend wird viel Wasser getrunken.

Probiotikum ab 08:15 Uhr

Die Regel besagt, dass das erste Probiotikum des Tages dem Organismus zwischen 30 und 60 Minuten nach dem Morgen-Shake zugeführt werden sollte. Daran gilt es sich zu halten.

Frühstück um 08:30 Uhr

Das Frühstück wird natürlich individuell gestaltet. Es kann zum Beispiel aus einem selbst zubereiteten Fruchtsalat oder einem Gemüsesaft bestehen, der zum Beispiel bei einem besonders sensiblen Darm der Fruchtsäure vorgezogen werden sollte. Es ist aber auch möglich, ein Müsli, das basischen Gesichtspunkten gerecht wird, zu sich zu nehmen. Oder es wird ein Toast aus Vollkornschrot mit einem Käse-Aufstrich gegessen. Dazu eignen sich Sellerie- oder Gurken-Sticks als Beilage.

Snack ab 10:30 Uhr

Ein Snack zwischendurch ist immer optional. Dabei sollte darauf geachtet werden, ob die Verdauung tagsüber funktioniert oder ob es Schwierigkeiten gibt. Als Snack kommen natürlich Früchte oder Smoothies immer in Frage. Es besteht auch die Möglichkeit das Frühstück ausfallen zu lassen und dafür einen Vormittags-Snack einzunehmen. Voraussetzung sind aber immer die Shakes. Ein basischer Snack wie zum Beispiel ein entsprechendes Müsli ist immer geeignet , aber auch Linsensalat mit Beluga oder ein selbst angemachter Fruchtsalat mit einem Dressing aus frischen Waldbeeren.

Mittagessen zwischen 13:00 Uhr und 13:30 Uhr

Für das Mittagessen steht ebenfalls eine Reihe von möglichen Speisen zur Verfügung. Natürlich bietet sich stets ein Salat an, der zum Beispiel aus Radicchio, Blattgemüsen, Pilzen, Weiß- oder Rotkohl oder auch Löwenzahn bestehen kann. Dazu eignen sich die passenden frischen Kräuter. Es bieten sich aber auch Rettich, Pastinake oder Kohlrabi an.

Jedoch müssen diese Gemüsesorten immer fein zerkleinert oder gerieben werden, damit sie die Verdauung nicht stören.
Aber auch das richtige Dressing darf nicht fehlen. Das können zum Beispiel Apfelessig, Bio-Olivenöle, aber auch Leinöl sein. Wer es würzig liebt, der sollte auf eine zusätzliche Prise Fleur de Sel oder Kräutersalz nicht verzichten.
Industrielle Gewürzmischungen sollten jedoch nicht verwendet werden.
Wer etwas größere Speisen zum Mittag braucht, kann sich aber auch eine Gemüsesuppe mit frischen Zutaten oder aber leicht verdauliches gedünstetes Gemüse zubereiten. Es wird ferner angeraten, den Speisen nur maximal dreimal wöchentlich Fleisch oder Fisch beizugeben.

Nachmittags-Snack zwischen 15:30 Uhr und 17:00 Uhr

Wer einen Vormittags-Snack einnimmt, kann auch nachmittags eine kurze Essenspause einlegen. Der Snack kann zum Beispiel aus einer Handvoll überaus gesunder Walnüssen bestehen. Eine andere Option ist eine selbst zubereitete Milch mit fein geriebenen Mandeln.

Auf alle Fälle aber darf das Trinken nicht vergessen werden. So sollte nachmittags bis kurz vor dem Abendessen insgesamt mindestens ein Liter frisches oder stilles Wasser zugeführt werden. Wenn das Wetter wärmer ist, kann es auch eine größere Menge sein. Auf Mineralwasser mit Kohlensäure ist jedoch zu verzichten.

Der zweite Shake des Tages

Nach der Zwischenmahlzeit wird etwa eine Stunde vor dem Abendessen der zweite Shake zubereitet. Danach sollte man wieder viel Wasser trinken.

Abendessen zwischen 18:30 Uhr und 19:00 Uhr

Die Zeit für das Abendessen ist optional und kann abhängig vom persönlichen Tagesablauf natürlich verschoben werden, nicht aber später als 19:00 Uhr stattfinden.

Die metabolischen Prozesse werden am späteren Abend langsam heruntergefahren. Das bedeutet, dass es nachts zu Verdauungsproblemen kommen kann, wenn man zu spät zu Abend gegessen hat. Auch wird die Qualität des Schlafes davon in Mitleidenschaft gezogen.

Probiotika werden für die letzte Speise des Tages gewählt. Am Abend ist darauf zu achten, dass die Speisen nur geringe Mengen an Kohlenhydraten enthalten, da diese die Verdauung verlangsamen. Das Essen sollte ausgewogen sein.
Zur Wahl stehen natürlich vegetarische oder bei Bedarf auch vegane Speisen. Viel Gemüse aber auch Suppen mit Karotten, Kartoffeln, Spinat, Rote Beete, Pilzen sind empfehlenswert.

Es kann vorkommen, dass das zweite Shake am Nachmittag aus Zeitgründen nicht zubereitet werden kann. Ist das der Fall, ist es immer noch möglich, nach dem Abendessen zwei Stunden abzuwarten und es dann nachzuholen. Wichtig ist aber, dass zwischen Abendessen und Abend-Shake genügend Zeit für die Verdauung vergehen kann.

Soweit ein Beispieltag aus einem Darmsanierungsprogramm, das bis zu 8 Wochen dauern kann. Wie nun sollte die Anzahl der täglichen Shakes über einen längeren Zeitraum verteilt werden? Soll die Darmsanierung zum Beispiel 4 Wochen dauern, sollte wie folgt vorgegangen werden:
In der 1. Woche 1 Shake pro Tag, in der 2. Woche 2 Shakes pro Tag, in der 3. Woche 2 bis 3 Shakes pro Tag und in der abschließenden 4. Woche wieder nur 1 Shake pro Tag.

Dauert die Darmsanierung dagegen 8 Wochen, ist folgende Vorgehensweise empfehlenswert:
In der 1. und 2. Woche 1 Shake pro Tag, in der 3. bis 6. Woche 2 Shakes pro Tag, in der 7. Woche 3 Shakes pro Tag und in der abschließenden 8. Woche wieder 1 Shake pro Tag.

Es hat sich bewährt, eine Darmsanierung über mehrere Wochen mit einer Fastenwoche abzuschließen, während der man 3 Shakes pro Tag zu sich nehmen sollte. Wer sich für eine anschließende Fastenwoche entscheidet, darf jedoch nur selbst zubereitete Brühen, Suppen und Säfte konsumieren.

4.4.5. Wie eine Darmsanierung noch effektiver wird

Es ist möglich, eine Darmsanierung mit weiteren Maßnahmen zu begleiten. Das erhöht ihren Erfolg:

- **Körperliche Betätigung:** Bewegung in jeder erdenklichen Form beschleunigt nicht nur den Stoffwechsel und sorgt für eine bessere Peristaltik, sondern wirkt auch unterstützend bei einer Darmsanierung. Wer eine Sportart betreibt, hat einen großen Vorteil. Doch auch andere Arten der Bewegung sind effektiv. So kann es zum Beispiel der tägliche, zügige Spaziergang nach dem Abendessen sein, der die Verdauung anregt. Er sollte allerdings mindestens 30 Minuten dauern. Joggen oder der regelmäßige Besuch in einem Fitnesscenter sind natürlich ebenfalls wirkungsvolle Begleitmaßnahmen.

- **Massagen:** Hierbei stehen mehrere Varianten zur Auswahl. Eine morgendliche Bauchmassage z. B., die noch vor dem ersten Shake durchgeführt wird, bringt die Peristaltik des Magen-Darm-Trakts bereits in Schwung. Ziel ist es, den Bauch um den Bereich des Bauchnabels mindestens 10 Minuten lang zu massieren. Aber auch eine Bürstenmassage zur Aktivierung des Lymphsystems und zur Förderung der Entschlackung durch den Darm ist eine empfehlenswerte Wahl. Bei der Bauchmassage ist es empfehlenswert, am rechten Unterbauch zu beginnen und dann im

Uhrzeigersinn den Bauch zu massieren.

- **Lebersanierung:** Wenn es um das Thema „Entgiftung" geht, steht natürlich auch jenes Organ, das für die Entgiftung im Körper zuständig ist, auf der Prioritätenliste. Während einer Darmsanierung wird die Leber sehr belastet, was eine regelmäßige Erholung dieses lebenswichtigen Organs erforderlich macht. Dazu eignen sich besonders Bitterstoffe, die über entsprechende Salate aufgenommen werden können. Das sind zum Beispiel Chicorée, Artischocken oder Löwenzahn.

- **Einläufe:** Diese Option ist vielleicht die am wenigsten favorisierte Begleitmaßnahme. Doch wer die entlastenden Effekte eines Einlaufs einmal selbst erfahren konnte, wird keine Darmsanierung mehr vornehmen wollen ohne dieses Hilfsmittel. Für einen Einlauf muss niemand zum Facharzt gehen. Wenn ein Einlaufset vorhanden ist, wird sich schon sehr bald eine Routine im Umgang mit Einläufen einstellen. Einläufe dienen nicht nur wegen ihres Einlaufeffekts einer angenehmen Reflexpunktmassage im Darm, sondern auch des Ausspülens von Endprodukten des Stoffwechsels, die sich im Darm abgelagert haben.

5. Darmflora: Gesunde und ungesunde Lebensmittel

Der Darm ist ein sensibles Organ. Leider wird in sehr vielen Fällen die „normale“ Ernährung in der heutigen Zeit, bei der industrielle Produkte im Vordergrund stehen, diesem Umstand überhaupt nicht gerecht – mit schwerwiegenden Folgen. Kommt es zu einer Dysbiose, das heißt einer Fehlbesiedlung durch Bakterien, treten als erste Folge Stoffwechselbeschwerden auf.

Diese können noch unspezifisch sein, doch nach einer Weile können chronische Erkrankungen folgen. Wenn sich schädliche Bakterien im Mikrobiom angesiedelt haben, gilt es den Reset-Button zu drücken, der die persönliche Ernährung betrifft. Nachstehend Tipps zum Aufbau und zum Erhalt eines gesunden Mikrobioms:

5.1. Ballaststoffe

Unter Ballaststoffen versteht man „nicht verdauliche“ Bestandteile der aufgenommenen Nahrung, die von größter Bedeutung für das Mikrobiom sind, aber auch für die Peristaltik des Magen-Darm-Trakts, sowie für den überaus wichtigen Cholesterinhaushalt. Ballaststoffe sind im wesentlichen Faserstoffe, die Pflanzen als Gerüst dienen. Es wird nun zwischen löslichen und unlöslichen Ballaststoffen unterschieden.

Lösliche Ballaststoffe sind sogenannte Quellstoffe, die die Aufgabe haben, Wasser zu binden. Erreichen diese löslichen Ballaststoffe den Dickdarm, werden diese dort vom gesunden Mikrobiom in Fettsäuren und Gase umgewandelt. Dadurch entsteht ein weicher Stuhl, was einen reibungslosen und regelmäßigen Stuhlgang ermöglicht.

Je weniger Ballaststoffe umgewandelt werden können, desto fester wird der Stuhl und desto schwieriger wird die Ausscheidung.

Doch die Ballaststoffe sind auch Nahrung für die gesunden Mikroben, die im Darm siedeln, die sich dadurch stark vermehren können. Das wiederum hat zur Folge, dass sich das Stuhlvolumen erhöht, das heißt mehr Stoffwechselendprodukte ausgeschieden werden können. Lösliche Ballaststoffe sind zum Beispiel Oligofructose, Pektine und Inulin.

Bei Inulin handelt es sich um einen Mehrfachzucker, der zum Beispiel in Chicorée und Artischocken enthalten ist. Inulin hält zudem den Blutzuckerspiegel auf einem ausgewogenen, stabilen Niveau.

Unlösliche Ballaststoffe dagegen binden, wie die Bezeichnung bereits aussagt, weniger Wasser. Außerdem können sie vom Mikrobiom schlechter und unzulänglicher abgebaut werden. Auch sie vergrößern das Volumen des Stuhls, wodurch die Peristaltik des Darms angeregt werden kann. Unlösliche Ballaststoffe sind zum Beispiel Zellulose und Lignin.

Die Menge an Ballaststoffen, die dem Körper täglich zugeführt werden sollten, beträgt bei einem erwachsenen Menschen 30 Gramm. Diese Menge wird ärztlich empfohlen. Dies entspricht zum Beispiel dem Verzehr von 100 Gramm Hülsenfrüchten, 200 Gramm Möhren oder 3 Scheiben Vollkornbrot.

Gesundheitsfördernde Ballaststoffe sind in allen Hülsenfrüchten und Vollkornprodukten, wie z. B. auch Vollkorn-Pasta und Vollkorn-Reis, enthalten. Aber auch Früchte und Gemüse enthalten nicht verdauliche Pflanzenstoffe. Entscheidet man sich für Obst als Ballaststoffquelle, sollte immer der erhöhte Fruktosegehalt berücksichtigt werden. Fruchtzucker sollte nur in verträglichen Mengen aufgenommen werden. Aber auch Floh- und Leinsamen, die bereits weiter oben genannt wurden, enthalten viel Ballaststoffe.

Für den Einkauf sollte folgende Grundregel immer bedacht werden: Je mehr frische, d.h. nicht industriell verarbeitete oder weiterverarbeitete Lebensmittel eingekauft werden, desto höher ist der Ballaststoff-Anteil.

Wichtig ist es parallel zur Ballaststoffaufnahme ausreichend zu trinken, damit die Faserstoffe gut quellen können.

5.2. Probiotika

Bei Probiotika handelt es sich um fermentierte Nahrungsmittel, die durch Bakterien, Enzyme und Pilze haltbar gemacht werden. Die dafür verantwortlichen Gärungsprozesse lassen die für das Mikrobiom gesunden Milchsäurebakterien entstehen, die weiter oben bereits erwähnt wurden. Es gibt Nahrungsmittel, die ganz besonders wertvoll für eine probiotische, darmfreundliche Ernährungsweise sind: Sauerkraut, Kefir und Joghurt.

Kohl ist sehr schlecht verdaulich im rohen Zustand. Sauerkraut kann sowohl im rohen als auch im eingelegten, also fermentierten Zustand, verzehrt werden. Beide Varianten fördern die Verdauung und auch die Ausscheidung. Doch es muss darauf geachtet werden, Sauerkraut nicht zu erhitzen. Die Erhitzung vernichtet die gesundheitsfördernden Milchsäurebakterien-Kulturen.

Was Joghurt betrifft, so entsteht dieser nach der Entrahmung von frischer Kuhmilch. Dabei reduziert sich auch der Fettgehalt der Milch. Das entstandene Molkeprodukt muss dann eingedampft und mit Milchsäurebakterien versetzt werden.

Wird die Milch anschließend Temperaturen ausgesetzt, die über 40° C liegen, entsteht mit Hilfe der Milchsäurebakterien aus der Laktose die Milchsäure. Außerdem wird die Milch durch diese Prozesse dickflüssiger, sodass sich die bekannte Joghurt-Konsistenz ergibt.

Moderne probiotische Lebensmittel, die man auch als Functional Food bezeichnet, werden zusätzlich mit weiteren widerstandsfähigen Milchsäurekulturen versetzt, was gewährleisten soll, dass sich besonders viele von ihnen im Darm ansiedeln können.

5.3. Präbiotika

Unter Präbiotika versteht man im Gegensatz zu Probiotika unverdauliche Bestandteile der Nahrung, wie zum Beispiel unlösliche Ballaststoffe. Diese dienen den Bakterienstämmen, die das Mikrobiom bilden, als Nahrungsgrundlage und Gerüst, auf dem sie leben können.

Präbiotika wirken sich fördernd auf die gesunden Bakterien in der Darmflora aus, was zum Beispiel Laktobazillen und Bifidobakterien betrifft. Präbiotika wirken also anders als Probiotika. Das bereits erwähnte Inulin, aber auch Oligofructose sind präbiotische Stoffe, die in Früchten, Getreide und auch Gemüse vorhanden sind. Weiterhin ist resistente Stärke zu nennen.

Die Kartoffel, eines der beliebtesten und wandlungsfähigsten Lebensmittel, ist eine Quelle für Stärke. Doch Kartoffeln müssen erst gekocht und gekühlt werden, damit sich die resistente Stärke entwickeln kann. Resistente Stärke kann nicht gelöst werden und wird erst im Darmtrakt mit Hilfe der Mikroben zu einer kurzkettigen Buttersäure

Diese Buttersäure dient dann als Energielieferant für die Darmschleimhäute, deren Stabilität ebenfalls einen gesunden Darm ausmachen. Ein weiteres Präbiotikum sind Ballaststoffe aus Hülsenfrüchten und Haferkleie.

5.4. Eine Auswahl gesunder Lebensmittel

- **Hülsenfrüchte:** Linsen, Erbsen, Bohnen, Sojabohnen

- **Knollengemüse:** Kartoffeln, Süßkartoffeln, Möhren, Sellerie, Rettich, Rote Beete, Rüben, Lauch, Kohlrabi, Pastinaken, Schwarzwurzeln

- **Blattgemüse:** Kopfsalat, Feldsalat, Chicorée, Rucola, Petersilie, Mangold, Spinat, Spargel, Brennnesseln

- **Fruchtgemüse:** Gurken, Paprika, Tomaten, Zucchini, Auberginen, Avocados, Chilis, Kürbis

- **Samen:** Leinsamen, Flohsamen, Chia-Samen, Kürbiskerne, Pinienkerne, Sonnenblumenkerne, Hanfsaat, Nüsse

- **Sprossen:** Quinoa Sprossen, Mungobohnensprossen, Sonnenblumenkernsprossen, Rotkohlsprossen,

Brokkoli Sprossen, Lauchsprossen

- **Öle in Bio-Qualität:** Olivenöl, Kokosöl, Leinöl, Hanföl, Schwarzkümmelöl

- **Vollkornprodukte:** Nudeln, Reis, Quinoa, Amaranth, Haferflocken, Hirse, Vollkorn-Bulgur

5.5. Fette in Fleisch und Fisch

Vorweg ist festzustellen, dass Fleisch nicht grundsätzlich schlecht ist. Doch es kommt immer auf die Menge an, die verzehrt wird, und natürlich auch auf die Qualität des Fleisches. Fleisch ist zweifelsohne ein wertvoller Lieferant für Proteine, Fett und Mineralstoffe, die je nach Fleischsorte variieren.

Wer sich zum Beispiel Low Carb ernährt, das heißt den Kohlenhydratkonsum drastisch reduziert, kann auch auf Fleisch und Fisch zugreifen, um lebenswichtige Makronährstoffe aufnehmen zu können. Allerdings kann eine fleischlastige Ernährungsweise gesundheitsschädlich sein. Auf die tägliche oder wöchentliche Menge sowie auf die Qualität des Fleisches und auch des Fisches kommt es an.

Dabei gilt es auch zu unterscheiden, ob es sich um rotes oder weißes Fleisch handelt. Rotes Fleisch sind Sorten wie Schwein, Rind oder Lamm. Weißes Fleisch sind Sorten wie Huhn oder Pute. Studien haben ergeben, dass die Wahrscheinlichkeit an Darmkrebs zu erkranken zweieinhalbmal größer ist, wenn viel rotes Fleisch verzehrt

wird. Zusammenhänge mit unserem Mikrobiom werden hier ebenfalls diskutiert.
Weißes Fleisch dagegen ist darmverträglicher und darum auch für das Mikrobiom gesünder. Was den täglichen Proteinbedarf eines erwachsenen Menschen beträgt, so liegt dieser bei 40 g.

Dabei geht man von einem normalen Maß an Bewegung aus. Wer sich mehr bewegt oder auch anstrengende geistige Arbeit leistet, mag diese empfohlene Marke überschreiten können.

Fleisch liefert wichtige jedoch nicht nur wichtige Bausteine des Lebens. Es sind nicht nur Aminosäuren, die im Fleisch enthalten sind, sondern auch gesättigte Fettsäuren, die für den Organismus, seine Verdauung und seine Darmflora weniger gesund sind. Im Gegensatz zu den gesättigten Fettsäuren gibt es die ungesättigten Fettsäuren, die für den Körper gesund und verdauungsfördernd sind.

Der Unterschied zwischen beiden Fettsäurearten ist auf der molekularen Ebene zu finden. Während die Kohlenstoffatome bei gesättigte Fettsäuren nicht durch Doppelbindungen verbunden sind, ist dies bei ungesättigten Fettsäuren der Fall. Gesättigte Fettsäuren werden als nicht essenziell bezeichnet, da sie auch durch körpereigene Umwandlungsprozesse unter der Beteiligung von Kohlenhydraten, also Zucker, gebildet werden können.

Sie sind zum Beispiel enthalten in Fleisch- und Wurstwaren, Schweineschmalz und Butter. Das sind Nahrungsmittel, die zugunsten einer dauerhaften

Darmgesundheit möglichst gemieden oder nur in geringen Mengen verzehrt werden sollen.

Aber auch pflanzliche Fette wie zum Beispiel Palmkernfett oder Kokosfett enthalten große Mengen an gesättigten Fettsäuren. Man geht davon aus, dass der Anteil gesättigter Fettsäuren am Tag 10 % der Gesamtenergieaufnahme durch Lebensmittel nicht überschreiten solle.

Ungesättigte Fettsäuren dagegen werden in einfach und mehrfach ungesättigte Fettsäuren unterteilt, abhängig von der Anzahl ihrer molekularen Doppelbindungen.

Diese Fettsäuren sind essenziell, da sie der Körper nur zu einem ganz geringen Prozentsatz selbst herstellen kann. Sie müssen mit anderen Worten also über die Nahrung aufgenommen werden.

Was pflanzliche Fette betrifft, so sind diese für Verdauung und Mikrobiom gesunden Fettsäuren unter anderen in Olivenölen, aber auch in Samen und Nüssen verfügbar.

Natürlich steht ein Nahrungsmittel an erster Stelle, wenn es um die Aufnahme von ungesättigten Fettsäuren wie zum Beispiel Omega-3 und Omega-6-Fettsäuren geht: Fisch.

Fisch weist darum in der Regel und abhängig von der Zubereitung einen höheren Sättigungsgrad als Fleisch auf. Einfach und mehrfach ungesättigte Fettsäuren sind eigentlich gleichermaßen gesund für den Organismus. Sie wirken sich zum Beispiel gut auf den Cholesterinspiegel auf. Wichtig ist jedoch ihr Verhältnis untereinander.

Bei Cholesterin handelt es sich um ein Blutfett, das unter anderem für die körpereigene Herstellung von Hormonen (auch Cortisol wird durch Cholesterin hergestellt), Vitamin D, aber auch für die Bildung der Zellwände verantwortlich ist. Weiterhin wirken ungesättigte Fettsäuren der Entstehung koronarer Herzerkrankungen entgegen, wenn sie regelmäßig und in entsprechender Dosis aufgenommen werden.

Was bei allen anderen Fetten gilt, ist einfach in Worte zu fassen: Weniger ist mehr. Ganz muss also auch auf den Fleischkonsum nicht verzichtet werden. Auf alle Fälle gilt es aber auch, Lebensmittel mit großen Mengen an gesättigten Fettsäuren, wie zum Beispiel geräuchertes oder gepökeltes Fleisch, vom Speiseplan zu streichen. Denn hier spielen Nitrosamine und polycyclische aromatische Kohlenwasserstoffe, die durch den Räuchervorgang entstehen, eine zusätzliche gesundheitsschädigende Rolle.

Aber auch fetter Käse, Butter und Schmalz sollten nur in geringen Mengen verzehrt werden.

Fett ist aber grundsätzlich lebensnotwendig. Man kann ohne eine Fettaufnahme nicht leben, wohingegen die Zufuhr von Kohlenhydraten fast ganz heruntergefahren werden kann. Fette sind zum Beispiel maßgeblich beteiligt an der Bildung von Nervengewebe und Zellmembranen, der Hormon- und Gallensäureproduktion, sowie der körpereigenen Energiegewinnung.

5.6. Zucker

Obwohl Kohlenhydrate neben Proteinen und Fetten zu den drei Makronährstoffen gehören, die für die Ernährung lebenswichtig sind, wird dem Zucker heutzutage oft mehr gesundheitsschädliche Wirkung zugeschrieben als Fett.

Zucker scheint der große „Bösewicht“ der Ernährung zu sein. Viele Studien sprechen dafür. Doch Zucker ist nicht gleich Zucker, denn es gibt verschiedene Arten von Kohlenhydraten, wie es auch verschiedene Arten von Fettsäuren gibt. Da gilt es zu unterscheiden.

Natürlich ist es möglich, bei einer Low Carb Ernährung auf Kohlenhydrate weitestgehend zu verzichten und das Defizit durch die verstärkte Aufnahme von Proteinen, also Eiweißen und Fetten, zu kompensieren.

Doch auch, wer sich zum Wohle des eigenen Mikrobioms und der gesundheitsfördernden Mikroben im Magen-Darm-Trakt Low Carb ernährt, sollte wissen, was es mit Kohlenhydraten auf sich hat. Nur so können gesunde Lebensmittel, die Kohlenhydrate enthalten, für den Speiseplan ausgewählt werden.

Grundsätzlich lässt sich sagen: Kurzkettige Kohlenhydrate sind nicht gut für die Gesundheit und das Mikrobiom. Langkettige Kohlenhydrate dagegen sind empfehlenswert.

Kurzkettige Kohlenhydrate sind in jenen Lebensmitteln enthalten, die sofort durch ihren süßen Geschmack als zuckerhaltig auffallen. Es sind gerade diese Lebensmittel wie zum Beispiel Süßigkeiten oder Teigwaren, die dem

Körper zwar schnell verwertbare Energie liefern, aufgrund ihrer Kurzkettigkeit aber schnell verstoffwechselt werden.

Das hat zur Folge, dass es nicht lange dauert, bis sich nach dem Verzehr eines Snacks wieder ein Hungergefühl einstellt.

Das wiederum führt zu einer verstärkten Nahrungsmittelaufnahme, die den Stoffwechsel, die Verdauung und natürlich gewissermaßen das Kernstück der Verdauung, das Mikrobiom negativ beeinflusst.

Unterschieden wird zwischen Monosacchariden, Di- und Polysacchariden. Während der süße Snack große Mengen an Monosacchariden enthält, sind Lebensmittel mit Polysacchariden nicht so einfach am Geschmack erkennbar. Mono- und Disaccharide sind unter anderem in Fruktose, also dem Fruchtzucker in Obst, und Traubenzucker enthalten.

Aus diesem Grunde ist von einem übermäßigen Verzehr von Früchten im Falle eines geschwächten oder geschädigten Mikrobioms abzuraten.

Doch der Vorteil der kurzkettigen Zucker liegt auf der Hand: Sind sie einmal im Organismus, stehen sie diesem sofort zur Energiegewinnung zu Verfügung, wodurch allerdings auch der Blutzuckerspiegel in die Höhe schnellt. Da sie schneller verdaut werden, ist der Energiegewinnungsprozess nur von kurzer Dauer. Durch den ansteigenden Blutzuckerspiegel wird Insulin von der Bauchspeicheldrüse freigesetzt. Dieses Hormon sorgt dafür, dass Blutzucker von den Zellen aufgenommen wird.

Schnell sinkt der Zuckerspiegel im Blut wieder ab. Erneut stellt sich Hunger ein. Diesen Kreislauf kann man als eine Zuckersucht bezeichnen, die für jedes gesunde Mikrobiom schädlich sein muss.

Disaccharide dagegen bestehen aus zwei kombinierten Einfachzuckern, die zum Beispiel im Milch- und Malzzucker enthalten sind. Disaccharide sind bei weitem nicht so gesundheitsbedenklich wie Monosaccharide in Süßigkeiten, denn sie dienen im Milchzucker zum Beispiel als Trägerstoff für die enthaltenen lebenswichtigen Vitamine.

Die gesündesten Kohlenhydrate dagegen sind Polysaccharide, also Mehrfachzucker, deren Verstoffwechselung viel mehr Zeit in Anspruch nimmt und deren Energie dem Körper daher auch länger zur Verfügung steht.

Auch Pflanzenstärke, wie sie sich unter anderem in Kartoffeln befindet, gehört zu den Mehrfachzuckern.

Diese auch als komplexe Kohlenhydrate bezeichneten Zucker lassen sich aber auch in großen Mengen in Hülsenfrüchten, Vollkornwaren und Getreidesorten finden. Alle diese Lebensmittel stehen auf der Liste einer gesunden Ernährung zum Wohle der Darmflora. Nimmt man sie zu sich, steigt der Blutzuckerspiegel aufgrund der molekularen Komplexität nur sehr langsam an.

Das belastet den Körper nicht und dient der nachhaltigen Sättigung. Es muss also weniger verzehrt werden, damit sich eine zufriedenstellende Sättigung einstellt.

5.7. Proteine

Wer sich zum Wohle seines Mikrobioms gesund und nachhaltig ernähren will, muss Proteine, das heißt Eiweiße aufnehmen.

Zwar sind Fette für den Körper und seine Energieausbeute nach der Nahrungsaufnahme effizienter, doch bestehen Eiweiße aus Aminosäureketten, die als essenziell gelten, da sie vom Körper nicht selbst hergestellt werden können.

Proteine dienen dem Organismus für viele lebenswichtige Aufgaben, so unter anderem für den Aufbau der Körperzellen, dem Muskelgewebe, der inneren Organe. Ferner unterstützen sie das körpereigene Immunsystem und sind Grundlage für die Herstellung von Hormonen, Enzymen und interzellularen Botenstoffen.

Bei der Aufnahme von Proteinen über die Nahrung gilt ein Grundsatz, den es zu beachten gilt: Proteine sind umso hochwertiger für den Organismus, desto mehr Ähnlichkeit sie zu den körpereigenen Proteinen aufweisen.

Das soll aussagen, dass Eiweiße, die aus tierischer Nahrung zur Verfügung stehen, eine höhere biologische Wertigkeit besitzen als solche, die aus pflanzlicher Kost stammen.

Geht es um die Gesundheit der Darmflora, sollte Wert auf diese biologische Wertigkeit gelegt werden, mit der angezeigt wird, welche Menge körpereigenes Protein aus 100 g Nahrungsprotein entsteht.

Eine hohe biologische Wertigkeit besitzen unter anderem natürlich Eier und Fisch, sowie auch fettarme Fleischsorten, fettarme Molkereiprodukte. Energie, die aus Proteinen gewonnen wird, steht dem Körper lange zur Verfügung, weshalb eiweißreiche Speisen lange sättigen können.

Doch wenn es um die Ernährung zugunsten eines funktionierenden Mikrobioms geht, ist auch auf die Kombination von Lebensmitteln zu achten. Obwohl Lebensmittel aufgrund ihrer Fettsäuren und Proteine für sich genommen sehr gesund sein können, bestehen in der Kombination mit anderen Lebensmitteln manchmal auch Risiken.

So kann es zur Beeinträchtigung der Darmflora und zu Stoffwechselstörungen kommen, wenn zum Beispiel Fette und Proteine zusammen verzehrt werden. Das wäre der Fall, wenn man fetthaltige Wurst und vollfetten Käse zu sich nimmt.

Die bessere Wahl sind daher Speisen, in denen möglichst viele Proteine, dafür aber nur wenige Fette enthalten ist. Das sind Probiotika wie Joghurt, Quark und Frischkäse.

Da eine gesunde Darmflora auch von einem gesunden Körpergewicht abhängig ist, sind es gerade Proteine, die einer Grundformel der Ernährung Gewicht verleihen. Diese besagt, dass man nach Möglichkeit am Tag immer weniger Kalorien aufnehmen soll, als man durch Arbeit, Bewegung, etc. verbraucht.

Dafür sind Proteine überaus gut geeignet, denn sie dienen der Anregung der Stoffwechselprozesse, der körpereigenen Wärmeproduktion und damit der Kalorienverbrennung. Zudem führt ihr erhöhter Sättigungsgrad dazu, dass grundsätzlich weniger Nahrung aufgenommen werden muss.

5.8. Gutes für den Darm: 7 Ernährungsregeln

Ernährung ist der Hauptfaktor, der ein Mikrobiom dauerhaft gesund erhält. Damit die Darmflora immer funktionieren kann, sollte man auch bestimmte Regeln bei der Ernährung beachten:

- **Ruhe beim Essen haben:** Jede Speise sollte immer in Ruhe eingenommen werden. Man bereitet sie vor, setzt sich an einen Tisch und widmet sich der Mahlzeit. Es spielt keine Rolle, wenn es etwas länger dauert. Beim Essen sollte sich niemand selbst unter Stress setzen und die Speisen hastig herunterschlingen. Außerdem gilt es, alle Nahrungsmittel gut durchzukauen.

- **Frühstück ist das A und O:** Die wichtigste Mahlzeit des Tages ist das Frühstück. Diese erste Mahlzeit eröffnet den Tag und legt die Grundlagen für einen verdauungsmäßig gesunden Verlauf. Außerdem sind die Stoffwechselprozesse im Darm vormittags in vollem Gange. Darum ist es ratsam, bereits und gerade zum Frühstück wertvolle Nährstoffe aufzunehmen. Das sind Vitamine, Proteine und Ballaststoffe. Fette müssen es nicht unbedingt sein. Wenn überhaupt, sollten nur wenige Kohlenhydrate aufgenommen werden.

- **Eine tägliche Hauptmahlzeit:** Während das Frühstück den Tag eröffnet, ist das Mittagessen die Stütze des Tages bis zum Abend. Man sollte diese Mahlzeit etwa immer zur selben Zeit einnehmen. Die Hauptmahlzeit sollte auf keinen Fall auf den Abend verlegt werden, da die Darmleistung gegen Abend heruntergefahren wird und üppige Mahlzeiten den Organismus unnötig belasten. Erst morgens gegen 3 Uhr wird der Darm wieder aktiv.

- **Abendessen auslassen:** Es ist eine gute Methode zur Entlastung des Darms und seiner Flora ein- bis zweimal pro Woche ein Abendessen ausfallen zu lassen. Das dient zudem der Regulation des Hormonhaushalts. Wenn auf das Abendessen verzichtet wird, gilt das auch für Getränke wie Softdrinks und Alkohol.

- **Zeit fürs Naschen**: Falls das Bedürfnis nach einem Snack besteht, sollte dieser am besten gleich nach den Mahlzeiten des Tages konsumiert werden. Geschieht es zwischendurch, können die Verdauungsprozesse gestört und verlangsamt werden.

- **Zubereitung**: Die Zubereitung kann wichtige Nährstoffe noch wertvoller machen, wie zum Beispiel im Falle von Kartoffeln, die immer gekocht und abgekühlt weiterverarbeitet werden sollten, damit sich ihre Stärke voll entwickeln kann. Heißes Braten oder Frittieren ist ein No-Go für Menschen, die Darm und Mikrobiom schützen wollen. Verdauungsschonende Zubereitungsweisen, wie z. b. das Dampfgaren oder Dünsten, sind dagegen sehr empfehlenswert.

- **Viel Flüssigkeit**: Trinken ist das A und O. Der Körper braucht Flüssigkeit, und zwar nicht nur, wenn es draußen heiß ist. Wasser, stilles Wasser, Mineralwasser und Kräutertees ohne Zucker sind immer eine ratsame Option.

6. Mikrobiom und Immunabwehr

Die Bakterienkulturen, die den Darm besiedeln und das Mikrobiom bilden, kann man in ihrer Gesamtheit als ein Organ betrachten, das tatsächlich fast 2 kg schwer ist. Die alternative Bezeichnung für dieses Organ, das noch lange nicht erforscht ist, lautet „Bauchhirn".

Der Mensch hat zwei Gehirne, ein Gehirn im Kopf und ein Gehirn im Magen-Darm-Trakt. Beide Gehirne stehen in Kontakt miteinander. Die Effizienz dieses Kontakts, der über Nervenbahnen und Neurotransmitter (Botenstoffe) geregelt wird, hat größten Einfluss für die Funktionalität des menschlichen Immunsystems. Insofern ist es nicht unangebracht, festzustellen, dass das Immunsystem zwei Gehirne zum Funktionieren benötigt.

Zahlreiche Studien haben immer wieder belegt, dass das Mikrobiom direkten Einfluss auf psychosomatische Beschwerden und Erkrankungen hat. Dazu zählen z. B. Angststörungen und Depressionen, aber auch schwere psychische Krankheiten wie Schizophrenie.

Diese Störungen und Erkrankungen können dann ausgelöst werden und entstehen, wenn die mikrobielle Besiedlung des Darms ernsten Schaden nimmt oder nur aus Ernährungsgründen auf Dauer aus dem Gleichgewicht kommt.

Die Folgen sind nicht nur Gewichtszunahme und Fettleibigkeit, sondern eine dramatische Erhöhung der Blutzuckerwerte und des Cholesterinspiegels.

Das Mikrobiom ist verantwortlich für die Hormonregulation im Körper und die Funktionalität des Immunsystems. Gegenüber dem Darm, der als ein intestinales Immunorgan betrachtet wird, wird die Haut, die ebenfalls ein Mikrobiom bildet, mit vergleichsweise wenigen protektiven Bakterien besiedelt.

Die bei weitem größte besiedelte Fläche bilden die Darmschleimhäute, deren lymphatisches Gewebe bis zu 80 % der im Körper befindlichen Lymphozyten aufnimmt.

Die Zahl der weißen Blutkörperchen ist eine maßgebliche Größe bei der Diagnose von Erkrankungen des Immunsystems und Entzündungen. Ist der Lymphozyten-Spiegel im Darm zu hoch, können chronische Darmerkrankungen wie zum Beispiel Colitis ulcerosa oder Morbus Crohn aber auch das Reizdarmsyndrom die Folge sein.

Man hat herausgefunden, dass immunsystemische Defizite mit zunehmender Darmsterilität einhergehen, die durch eine Schädigung des Mikrobioms verursacht wird.

Selbst Allergien, die auf den ersten Blick eher mit äußeren Umwelteinflüssen zu tun haben, gehen ursächlich oft auf ein defizitäres Mikrobiom zurück.

Nicht nur auf der Haut, sondern auch im Darm dienen Bakterien dem Organismus als Schutz. Diese

Mikroorganismen fungieren als „Alarm-Auslöser“ und bewirken, dass das Immunsystem eines Menschen schnell und adäquat auf schädliche Erreger reagiert.

Das bedeutet, dass ohne die Gegenwart bestimmter gesundheitsfördernder Bakterienkulturen im Darm auch wichtige Botenstoffe nicht freigesetzt werden können und das Immunsystem nicht angepasst bzw. reguliert werden kann.

Mit anderen Worten stellen die unzähligen Darmmikroben das Treibmittel für die Antwort des Immunsystem auf Eindringlinge dar.

6.1. Praktische Immunabwehr

Auf diese beschriebene Weise bildet der Darm ein natürliches Interface zwischen Körper, Psyche und Umwelt. Nicht nur nach jeder Nahrungsaufnahme, sondern auch während der Stoffwechselprozesse muss im Darm entschieden werden, welche Stoffe die Darmwände durchdringen und in den Blutkreislauf weitergeleitet werden dürfen.

Diese Entscheidung bedeutet für die Darmbarriere, alles das, was für den Organismus schädlich ist, abzuwehren und mikrobiell zu bekämpfen. Diese Darmbarriere besteht sowohl aus einem organischen Mechanismus, nämlich den Darmwänden, als auch in den Bakterienkulturen, die die Darmflora ausmachen.

Doch welche Arbeit verrichten die guten Bakterien des Mikrobioms genau?

Diese Arbeit besteht in einem Konkurrenzkampf mit den Erregern, die in den Darm gelangen können. Dabei geht es zum einen um sogenannte „Andockstellen“ an den Darmwänden, zum anderen aber auch um Nahrung, mit der sich die Eindringlinge vermehren wollen.

Die Darmbakterien, die dem Organismus schützend zur Seite stehen, bekämpfen die gesundheitsschädlichen Erreger auch, indem sie den vorhandenen Sauerstoff und die Nährstoffe verbrauchen, den diese eigentlich für ihre Vermehrung benötigen würden. Das verhindert die Verbreitung krankmachender Keime und ihre Ansiedlung im Darm.

Die Bezeichnung dafür lautet Kolonisationsresistenz. Diese Resistenz ist aber nur gegeben, wenn das Mikrobiom gesund und voll funktionsfähig ist.

Es gibt aber auch einige Bakterienstämme, die antibakterielle Substanzen bilden und auf diese Weise die schädlichen Eindringlinge an der Vermehrung und Verbreitung hindern. Das sind zum Beispiel die an anderer Stelle bereits erwähnten Laktobazillen, deren eigenproduzierte Milchsäure den pH-Wert im Darm absenkt und ein saures Milieu entstehen lässt, in dem sich die fremden Erreger nicht wohlfühlen.

Weiterhin gibt es gute Mikroben, die kurzkettige Fettsäuren bilden, die wiederum die Darmwände schützen können. Dadurch wird die oben genannte Darmbarriere gestärkt.

Die Aktivität der Bakterien im menschlichen Darm bewirkt, dass das Immunsystem ständig in Gang gehalten wird.

Kommt es aufgrund mikrobieller Defizite zu einer Autoimmunerkrankung, reagiert das Immunsystem gegen den eigenen Organismus und attackiert zum Beispiel lebenswichtige Nährstoffe, die aus der Nahrung gezogen werden, oder beginnt damit, wichtige Zellstrukturen zu zerstören.

Ferner dienen die unzähligen Mikroben des Mikrobioms auch dazu, die Herstellung bestimmter Abwehrstoffe zu fördern. Das sind Antikörper sowie Zytokine und Defensine.

6.2. Mikrobiom und Gehirn

Wie oben bereits angesprochen stellt das Mikrobiom ein zweites Gehirn im Organismus dar. Dieses Bauchgehirn kommuniziert mit dem Gehirn im Kopf. Wie effizient diese Kommunikation ist, hängt ganz von der Zusammensetzung der Darmbakterien-Kulturen ab.

Wenn sich diese Zusammensetzung verändert, erfahren auch die Zellen, die das Immunsystem ausmachen, eine Veränderung. Das ist so entscheidend, da diese sowohl im Darm als auch im Gehirn vorhanden ist. Mit anderen Worten bedeutet das, dass sich der Inhalt der interzellulären Kommunikation verändert.

Die Botschaften werden unverständlich, unvollständig und führen zu unangemessenen Reaktionen des Immunsystems. Depressionen gehen vermutlich zum größten Teil auf diese Fehlkommunikation zwischen Darm und Gehirn zurück.

Studien haben ergeben, dass Menschen, die unter Depressionen leiden, immer auch ein stark verändertes Darmbild aufweisen. Aber auch das Reizdarmsyndrom ist in diesem Kontext zu nennen.

Tatsächlich sind es nicht nur typische Symptome einer Darmerkrankung wie Durchfall, Verstopfungen und Bauchschmerzen, sondern auch verhaltensspezifische Veränderungen, die diagnostiziert werden können.

Wenn die Darm-Hirn-Achse gestört ist, kann sich auch das Wesen eines Menschen dramatisch verändern. Oft kommt es zu Angststörungen, was belegt, dass die neuronalen Botschaften, die das Gehirn vom Darm aus erreichen, direkten Einfluss auf Fühlen, Denken und Handeln haben.

Für die reibungslose Kommunikation zwischen Mikrobiom und Gehirn sind zuerst drei wichtige Verteidigungslinien zu nennen, die den Darm selbst betreffen: Das sind die Darmflora, die Darmschleimhäute und die Zellen des Immunsystems, die Teil der Darmwände sind.

Treten nun bestimmte Umstände auf, die auch äußerer Natur sein können, werden die Darmschleimhäute und die Darmwände durchlässiger. Das wird zum Beispiel durch dauerhaften Stress bewirkt. Das hat zur Folge, dass schädliche Bakterien in die Darmwände eindringen können, wodurch eine Kettenreaktion ausgelöst wird. Dies wird dann “leaky gut” genannt.

Die fremden Erreger setzen das Immunsystem in Gang, wonach die betroffenen Zellen eine Entzündungsreaktion bewirken. Diese alarmierende Reaktion, die für den Körper sehr gefährlich werden kann, setzt nun ihrerseits die Bildung von Proteinen in Gang. Das sind Zytokine, die vor allem eine entzündungshemmende Aufgabe haben.

Doch durch die Darm-Hirn-Achse wird auch das Gehirn über diese Prozesse informiert, die in kürzester Zeit ablaufen. Zytokine können die Blut-Hirn-Schranke passieren und somit direkt ins Gehirn gelangen, wodurch sich das zentrale Nervensystem entzündet.

Diese Kettenreaktion wird besonders durch die Funktionsweise der Zytokine selbst verursacht, die dafür Sorge tragen, dass Immunzellen an den Ort geleitet werden, an dem sich die Entzündung entwickelt. Doch parallel dazu absorbieren die Zytokine die fremden Erreger im Blut, um sie zu zerkleinern und als Antigene an die Oberfläche der Zellen zu leiten. Das wiederum bewirkt eine weitere fehlgeleitete Antwort des Immunsystems.

Diese Prozesse veranschaulichen sehr gut, wie das Immunsystem, das vom Mikrobiom auf entscheidende Weise gesteuert wird, außer Kontrolle geraten kann.

Bei Autoimmunerkrankungen wie zum Beispiel der Multiplen Sklerose kommt es zu einem Angriff der Immunzellen auf gesunde Strukturen im Bereich von Rückenmark und Gehirn, wodurch es zu einem Absterben von Zellen kommt. Dies hat zur Folge, dass neuronale Botschaften nur noch unvollständig weitergeleitet werden können. Das kann zu schwersten Behinderungen führen.

7. Die Darmflora und der Vagusnerv

Was den positiven Einfluss betrifft, den der Mensch auf die Darm-Hirn-Achse nehmen kann, stellt der sogenannte Vagus-Nerv wohl eine der effektivsten Möglichkeiten dar, die sich bieten. Es gibt vielleicht keinen zweiten Nerv, der Wohlbefinden und Gesundheit so beeinflussen kann und dabei vor allem dem Mikrobiom Gutes tut. Spricht man von einer Achse, so bedeutet das immer, dass sich an beiden Enden dieser Achse ein Pol befindet.

Überhaupt wird das polare Modell auf den Körper übertragen. Der Körper ist im Einklang, im Gleichgewicht, wenn die Achse aufrecht steht und von den zwei Polen oben und unten stabil gehalten werden kann. Der Körper verliert diesen Einklang, kommt aus dem Gleichgewicht, wenn die Achse instabil ist, die zwei Pole oben und unten nur unzureichend in Kontakt stehen.

Für den Einklang und das Gleichgewicht im Körper sorgt nun ein ganz bestimmter Nerv, der in fernöstlichen Lehren von Körper, Seele und Geist schon seit sehr langer Zeit bekannt ist: der Vagusnerv, die Mittlerinstanz zwischen oben und unten.

7.1. Der Vagusnerv

Die Gehirnbasis besteht aus dem sogenannten „Hirnstamm", der 12 Hirnnerven enthält. Diesen Hauptnerven kommen lebenswichtige Aufgaben zu, die man als essenzielle Grundfunktionen des Körpers bezeichnen kann: Hören, Sehen, Sprechen, Schlucken, Riechen und Schmecken.

Der X. Hirnnerv dieser Nervengruppe nun ist der Vagusnerv, der somit auch Teil des vegetativen Nervensystems im Körper ist. Die Funktionsweise des Vagusnervs ist parasympathisch, da er dafür sorgt, dass sich zum Beispiel Herzschlag und Atmung auf einem „normalen" entspannten Niveau befinden. Doch seine beruhigende Wirkung auf die Funktion lebenswichtiger Organe ist davon abhängig, wie sehr der X. Hirnnerv angeregt werden kann.

Die Bezeichnung „Erholungsnerv", die oft synonym für den Vagusnerv genannt wird, beruht auch auf dem Umstand, dass dieser besonders in der Nacht aktiv ist und dem Körper die Möglichkeit gibt, sich nach einem anstrengenden und stressigen Tag wieder zu regenerieren.

Aus dem Stammhirn kommend fächert sich der Vagusnerv im Organismus auf. Dabei gelangen seine feinen neuronalen Fasern, die Träger von Informationen sind, überall hin, das heißt über die Arteria Karotis, die Halsschlagader-Scheide in den Brustkorb, in Herz und Lungenflügel und von dort aus weiter in den Bauch, den Magen-Darm-Trakt samt Darmflora.

Was die Informationsübermittlung betrifft, kommt ihm eine ganz besondere Funktion zu, die sich an zwei verschiedenen Fasertypen abmachen lässt. So führt der Vagusnerv sowohl efferente als auch afferente Nervenfasern mit sich. Afferente Fasern haben die Aufgabe, Informationen, die aus dem Gehirn kommen in das zentrale Nervensystem zu befördern.

Efferente Fasern dagegen haben die gegenteilige Aufgabe. Sie leiten sensorische Informationen, wie etwa Geschmäcker und Gerüche, zur Weiterverarbeitung, Bewertung und Reaktion ins Gehirn. Anders ausgedrückt wird über den Vagusnerv ein Doppelstrom an Informationen reguliert.

Doch für das, was heute als medizinisches Allgemeinwissen gilt, wurde erst relativ spät im Jahre 1921 die Grundlage gelegt. Obwohl in anderen Kulturen schon länger unter anderen Bezeichnungen bekannt, war es der deutsche Arzt Otto Loewi, der den Vagusnerv für die westliche Medizin „neu" entdecken sollte.

Doch außer dem X. Hirnnerv selbst wurde von Loewi etwas entdeckt, was er den „Vagusstoff" nannte.

Dabei handelte es sich um den heute als Acetylcholin bekannten Transmitter- oder Signalstoff für Neuronen im zentralen und peripheren Nervensystem. Seit den 1920er Jahren lernen die Mediziner immer wieder dazu.

Die Wirkungsweise des Vagusnerv in allen seinen Facetten ist noch lange nicht erforscht worden. So war es erst in neuerer Zeit, im Jahre 1994, dass der amerikanische Psychologe S.W. Porger entdeckte, dass der X. Hirnnerv aus einem vorderseitigen - ventralen - Ast und einem rückseitigen - dorsalen - Ast bestehen würde. Beide Äste ziehen sich durch Vorder- und Rückseite des menschlichen Organismus.

Tatsächlich würden sich Angststörungen und Depressionen über die unterschiedlichen Einflüsse der beiden Nervenäste erklären lassen.

7.2. Mikrobiom und Darm-Hirn-Achse

Da der Vagusnerv den Darm mit seinem Mikrobiom als ein weiteres Organ gewissermaßen mit dem Gehirn verbindet, werden verständlicherweise alle Informationen, die die Darmflora betreffen über Transmitterstoffe dorthin geleitet. Auf diese Weise wird das Kopfgehirn über die Befindlichkeiten des Bauchgehirns informiert. Und es reagiert darauf.

Genau an diesem Punkt entstehen jene psychosomatischen Probleme, die auf ein geschädigtes Mikrobiom zurückzuführen sind. Jeder Zustand der Darmflora wird über die interzelluläre Kommunikation übermittelt.

Man könnte nun der Ansicht sein, dass das Gehirn als Sitz des Bewusstseins und damit auch als Kontrollinstanz des gesamten Organismus die Signale aus dem Magen-Darm-Trakt richtig zu- und einordnen kann; dass der Mensch mit anderen Worten jederzeit in der Lage ist, die gesundheitliche Lage zu erkennen und Maßnahmen zur Gesundung eines gestörten Mikrobioms einzuleiten.

Doch dem ist leider nicht so. Der Grund dafür ist ein merkwürdiger Umstand, der der Medizin und Neurobiologie noch nicht sehr lange bekannt ist. Obwohl es Areale im Kortex des menschlichen Gehirns sind, die das richtige Zusammenspiel des parasympathischen und sympathischen Nervensystems koordinieren und regulieren sollen, ist das Gehirn vollkommen abhängig von den neuronalen Informationen, die ihm zugeführt werden.

Selbst wenn sich der Mensch also ganz bewusst darüber ist, dass die Darmflora gestört oder geschädigt ist, wird das Gehirn allein nicht in der Lage sein, diese Situation zu erfassen. Doch es ist möglich, es dem Gehirn beizubringen. Als Sitz des Bewusstseins ist es materiell gesehen ein Muskel, der wie jeder andere Muskel im Organismus auch trainiert werden kann.

Das Gehirntraining, das notwendig ist, erfolgt über die gezielte Aktivierung des Vagusnervs, der in Verbindung mit den unzähligen Nervenbahnen des Bauchgehirns steht. Von einfachen und sehr praktischen Methoden zur Anregung des Vagusnervs wird weiter unten noch genauer die Rede sein.

Die Funktionsweise des Vagusnervs, seine Interaktion mit dem Gehirn und die Bedeutung der Darm-Hirn-Achse sind Themen und Aspekte der Gesundheit, mit denen sich ein neuer Zweig der Neurobiologie, die sogenannte „Neurogastroenterologie“ beschäftigt.

Dabei wird ein Fokus nicht nur auf die interzelluläre und neuronale Kommunikation zwischen diesen zwei lebenswichtigen Schaltzentren im Organismus gesetzt, sondern es wird auch verstärkt untersucht, was genau das Bauchgehirn ist und welche Bedeutung die Darmflora für dieses immer noch rätselhafte Organ hat.

Das Mikrobiom als Bestandteil des Bauchgehirns, des unteren Pols des menschlichen Organismus gewissermaßen, gehört zum enterischen Nervensystem (ENS). Dieses wiederum macht zusammen mit dem Sympathikus und Parasympathikus das vegetative Nervensystem aus.

Das enterische Nervensystem, das aus schätzungsweise 150 Millionen Nervenzellen besteht, kann in zwei Hauptkomplexe bzw. Nervengeflechte in den Darmwänden unterteilt werden: Plexus submucosus bzw. „Meissner-Plexus'“ und Plexus myentericus bzw. „Auerbach-Plexus.

Diese beiden Nervengeflechte stellen die Schaltzentrale der gesamten Verdauung dar, was bedeutet, dass sie für die Darmmotilität zuständig sind. Darunter versteht man die Bewegungsfähigkeit des Darms, die die vollständige Durchmischung des Nahrungsbreis und dessen Weitertransport innerhalb des Darms bewirkt.

Enterisches Nervensystem mit der Darmflora, Parasympathikus und Sympathikus machen die drei Bestandteile des vegetativen Nervensystems aus. Während der Parasympathikus für die unwillkürliche Regulierung des Blutkreislaufs und der Organe zuständig ist und in Regenerations- und Ruhephasen des

Organismus wirksam wird, hat der Sympathikus eine gänzlich andere Aufgabe. Seine Aktivität ist nach außen gerichtet, das heißt er reagiert auf äußere Reize und Signale.

Kurz gesagt, dieser Teil des vegetativen Nervensystems ist für die Aktivitätssteigerung des Körpers zuständig, die zum Beispiel bei Angst, Panik, Gefahr oder Stress einsetzt. Man nennt dieses sympathische Reaktionsschema, das ebenfalls eine Funktionalität emotionaler Intelligenz und somit angeboren ist, „Kampf – oder Fluchtreflex".

Der Parasympathikus, zu dem auch der Vagusnerv gehörig ist, trägt also zur Beruhigung und zur Entspannung des durch den Sympathikus in Aufregung und Stress versetzten Organismus bei. Man kann sagen: Der Sympathikus ist aktivitätsorientiert, während der Parasympathikus ruheorientiert ist.

Beide Teile des vegetativen Nervensystems werden oft als Gegenspieler bezeichnet, obwohl sie es eigentlich nicht sind. In Wirklichkeit bedingen sich beide Teile des Nervensystems.

Da der Parasympathikus auch für die Nährstoffaufnahme und ihre Verstoffwechselung Verantwortung trägt, ist das Mikrobiom natürlich parasympathisch. Es wird durch Stress oder Angst direkt betroffen, denn in diesen Fällen drosselt der Sympathikus zum Beispiel alle im Gang befindlichen Stoffwechselprozesse. Diese verlangsamen sich, man empfindet ein Völlegefühl oder bekommt Blähungen. Die allgemeine Stimmung verschlechtert sich.

Man sagt darum, dass einem „etwas auf den Magen schlagen würde".

Damit ist genauer gesagt die Darmflora, das „Stammareal" des Bauchhirns, wie man sie auch nennen kann, gemeint, die auf bestimmte Veränderungen sehr sensibel reagiert. Sofern der Vagusnerv, der über seine afferenten Fasern Informationen ans Gehirn weiterleitet, nicht aktiv ist, können Stress, Angst oder Panik direkt und sehr schnell das Gehirn mobilisieren. Das kann z. B. Stimmungswechsel, aber auch psychosomatische Erkrankungen erklären.

Dauern diese Zustände länger an, kommt es zu Depressionen, die auf natürliche, also auch nicht medikamentöse Weise oft nur durch die Stimulation des Vagusnervs behoben werden können.

Die Darm-Hirn-Achse verbindet den Magen-Darm-Trakt und die Darmflora mit dem Gehirn. Wird das Mikrobiom in seiner metabolischen Tätigkeit gestört, werden diese Störungen in das Gehirn übermittelt. Nicht nur die im Gehirn dann ausgelösten Reaktionsmuster können gesundheitsschädlich sein, dauerhafter Stress verursacht unter anderem Stoffwechselbeschwerden, Bauchschmerzen, Übelkeit, Müdigkeit, Appetitlosigkeit und Durchfall.

Im Extremfalle können gefährliche Verstopfungen und sogar Magengeschwüre die Folge sein.

Da das Gehirn nicht selbst feststellen kann, ob die ihm zugeleiteten Informationen über Angst und Stress auf realen Situationen beruhen oder fiktiver Natur sind, wird der Befehl zur Ausschüttung von Stresshormonen gegeben, die gerade im Magen-Darm-Trakt und in der Darmflora zu gesundheitsbeeinträchtigenden Veränderungen führen können.

Das bedeutet, dass ein Mensch durch die bloße mentale Vorstellung bedrohlicher Situationen bereits Einfluss auf das Mikrobiom ausüben kann. Wie stark dieser Einfluss sein kann, zeigt die Tatsache, dass die Nervenbahnen, die den Darm mit dem Gehirn verbinden, zu fast 90 % aus afferenten Fasern bestehen. Nur etwa 10 % davon führen dagegen vom Gehirn zum Darm zurück.

Das verdeutlicht noch einmal mehr, welche überaus große Bedeutung der Magen-Darm-Trakt mit seinem Mikrobiom für den gesamten Organismus hat.

8. Mikrobiom und Psyche

Das Gehirn ist der Sitz des menschlichen Bewusstseins. Durch die Darm-Hirn-Achse ist das Gehirn direkt mit Darm und Darmflora verbunden. Aus diesem Grunde wirkt sich der Zustand eines Mikrobioms immer auch auf die Psyche aus. Manche Neurobiologen nennen das Mikrobiom aus diesem Grunde „Psychobiom“.

Bei diesen Prozessen kommen zahlreiche Botenstoffe zum Einsatz, denn die Befindlichkeit des Darms muss in die Sprache des Gehirns erst „übersetzt“ werden. An dieser Übersetzung für das Gehirn sind zum Beispiel die Darm protektiven Laktobazillen und Bifidobakterien beteiligt. Sie reden immer mit, wenn es darum geht, dem Gehirn etwas aus dem Bauchgehirn mitzuteilen.

Doch welche Botenstoffe sind zu nennen? Auf zwei von ihnen soll nachstehend etwas genauer eingegangen werden.

8.1. GABA: Gamma-Amino-Buttersäure

Das ist zum einen der Neurotransmitterstoff GABA. Dieses Akronym steht für Gamma-Amino-Buttersäure. GABA ist ein Signalmolekül im vegetativen Nervensystem.

Seine Aufgabe besteht zum Beispiel darin, das limbische System des Gehirns, also jenen Bereich, in dem die emotionale Intelligenz ihren Sitz hat, im Gleichgewicht zu halten. Treten Stress- oder Angstreaktionen auf, wirkt diese Amino-Buttersäure entspannend und entkrampfend. Man hat festgestellt, dass Menschen, die am Reizdarmsyndrom leiden, einen deutlichen GABA-Mangel aufweisen.

GABA wirkt sich aber auch fördernd auf die Herstellung des körpereigenen Wachstumshormons HGH aus. HGH steht für „Human Growth Hormone“. Seine Aufgabe besteht unter anderem darin, Muskelgewebe aufzubauen, weshalb es für Menschen wichtig ist, die viel Sport betreiben. Weil GABA muskelaufbauende Wirkung verzeichnet, ist es natürlich in der Lage gleichzeitig Körperfett zu minimieren.

Dabei hat GABA einen stimulierenden Effekt auf Neuronen, die ihrerseits den Hypothalamus anregen, wodurch Wachstumshormone ausgeschüttet werden.

Im Kontext von Darmflora und Darmgesundheit ist jedoch die entspannende Wirkung dieses Neurotransmitters am wichtigsten, weshalb man GABA als eine körpereigene

Anti-Stress-Substanz bezeichnen kann., die die Psyche entspannt.

Doch wie bewirkt GABA seine beruhigende Wirkung, wenn der Organismus zum Beispiel durch eine äußere Reizüberflutung in Alarmbereitschaft versetzt worden ist, der Sympathikus die Kontrolle übernommen hat und das Mikrobiom in Mitleidenschaft gezogen wird?

GABA trägt dafür Sorge, dass die Signale, die das Nervensystem erreichen, verlangsamt werden. In manchen Fällen werden die Reize auch gar nicht weitergeleitet. Aus diesem Grunde kann man diesen Neurotransmitter als einen Reizhemmer bezeichnen, der verhindert, dass das sympathische Nervensystem Stress- oder Angstreaktionen in Gang setzt.

Dieser mit 30 % am häufigsten im Gehirn vorhandene Botenstoff blockiert mit anderen Worten den Weg der neuronalen Signale in jene Areale des Gehirns, die für die Motorik zuständig sind. Ein GABA-Mangel führt schnell zu einer Überreizung des sensorischen Systems und folglich zu einer Belastung des Darms und der sensiblen Darmflora. Der Körper ist gestresst, eine mentale Erholung kann nicht stattfinden. Nervosität und schlechter Schlaf sind die unmittelbare Folge.

Muskuläre Verspannungen gepaart mit erhöhter Stressanfälligkeit setzen den Körper unter Dauerstress und tragen zur Schädigung des Mikrobioms bei. Eine Lösung ist der bewusste und achtsame Umgang mit Stress im Alltag, wofür ebenfalls Vagusnerv-Übungen sehr gut geeignet sind.

8.2. Serotonin

Ein weiterer wichtiger Botenstoff ist Serotonin, der nicht ohne Grund oft als „Glückshormon“ bezeichnet wird.

Doch Serotonin ist nicht nur ein körpereigener Neurotransmitter des Menschen, sondern lässt sich fast überall in der Natur finden, angefangen von Kleinstorganismen wie Amöben bis hin zu fast allen Tierarten. Aber nicht nur das: Das „Glückshormon“ konnte auch in Pflanzen nachgewiesen werden.

So ist zum Beispiel die heilende Wirkung von Brennnesseln für die Darmflora tatsächlich auf erhöhte Mengen Serotonin in diesen Pflanzen zurückzuführen.

Walnüsse z. B., die ebenfalls auf einen darmfreundlichen Speiseplan gehören, gehören zu den serotoninreichsten Nahrungsmitteln überhaupt. Serotonin ist aber auch in ausreichenden Mengen in Früchten, wie Ananas, Bananen oder in Gemüse wie Tomaten enthalten.

Was nun den Menschen betrifft, so kann Serotonin in besonders großen Mengen im Darm nachgewiesen werden. Dort befinden sich 95 % der gesamten Serotoninmenge, die der Organismus zur Verfügung hat. Das sind insgesamt 10 Milligramm. Im Magen-Darm-Trakt wird dieser aufmunternde und „glücksbringende“ Neurotransmitter zum größten Teil von enterochromaffinen Zellen gebildet. Der Rest ist in den Zellen des Darmnervensystems anzutreffen.

Serotonin, auch 5-Hydroxytryptamin, kommt im Darm, im Blut, im Herz-Kreislauf-System, sowie im zentralen Nervensystem vor. Serotonin hat als Wohlfühlhormon, wie man es auch nennt, einen entspannenden Effekt auf das Mikrobiom und den gesamten Organismus.

Im Hinblick auf die Nahrungsaufnahme und die Verstoffwechslung von Nahrungsbestandteilen trägt Serotonin dazu bei, dass man sich wohl gesättigt fühlt. Aus diesem Grunde wirkt dieser Botenstoff auch als Appetitzügler, wozu er allerdings Tryptophan benötigt. Das ist eine Aminosäure, die wiederum von Bifidobakterien des Mikrobioms gebildet wird und die in der Lage ist die Blut-Hirn-Schranke im Gehirn zu durchdringen.

Das alles zeigt das enge Zusammenwirken von Serotonin und der Darmflora. Sind die für diese Synthese benötigten Bifidobakterien nicht in der Darmflora vorhanden, weil diese aufgrund einer falschen Ernährung geschädigt ist, kann das Glückshormon nicht gebildet werden.

Der Darm hat also auch hierbei einen maßgeblichen Einfluss auf die Bildung von Neurotransmittern, die den Körper entspannen lassen. Selbst die Darmperistaltik wird von Serotonin gesteuert.

Fehlt Serotonin im Organismus, sind Nervosität, ständiges Hungergefühl, Leistungsabfall, mangelnde Gedächtnisleistung, Unausgeglichenheit, Reizbarkeit, verminderter Sexualtrieb, aber auch Rast- und Schlaflosigkeit die Folge.

Ferner stellen sich wegen der Veränderung der Gemütsverfassung eines Menschen oftmals Depressionen ein. Die vielfältige Bedeutung für den Organismus ist auf 14 Rezeptoren zurückzuführen, die an den Neurotransmitter gebunden sind. Das Glückshormon ist jedoch nicht als „körpereigenes Aufputschmittel" zu verstehen. Es ist als Botenstoff vielmehr ein Vermittler, über den die interzelluläre Kommunikation verbessert wird.

8.3. Psychischer Stress und das Mikrobiom

In der heutigen Gesellschaft ist es besonders psychischer Stress, der Darm und Darmflora zu schaffen macht. Die negativen Auswirkungen von Stress auf das Mikrobiom und die Stoffwechselprozesse beim Menschen werden allerdings seit den 1990er Jahren kontinuierlich untersucht. Heute gehören psychosomatische Erkrankungen zu den sogenannten „Zivilisationskrankheiten".

Welche Folgen kann dauerhafter Stress auf Körper und Psyche haben?

- Beschleunigung der intestinalen Motilität, zum Beispiel Auslösung von „Angst-Durchfall"

- Verlangsamung der intestinalen Motilität, zum Beispiel Obstipation (Verstopfung)

- Gesteigerte Transitzeit, zum Beispiel häufigere Ausscheidungen. Im Fallen von Depressionen kann eine verlangsamte Transitzeit zu weniger Ausscheidungen als notwendig führen

- Steigerung der viszeralen Wahrnehmung, das heißt metabolische Prozesse im Magen-Darm-Trakt werden intensiver empfunden

- Erhöhung der Darmwand-Durchlässigkeit, das heißt die Darmbarriere kann nicht mehr schützend wirken

- Chronische Darmerkrankungen, wie zum Beispiel Reizdarmsyndrom oder Morbus Crohn können ausgelöst oder sogar noch verstärkt werden

- Vermehrung gesundheitsschädlicher Keime in der Darmflora, mit vielfältigen Effekten, unter anderem auch negative Auswirkungen auf die Psyche

8.4. Mikrobiom und Vagaler Tonus

Bereits weiter oben wurde erwähnt, dass die bewusste Aktivierung des Vagusnervs dazu führt, dass sich Körper und Psyche erholen, beruhigen und entspannen können. Und das hat wiederum positive Auswirkungen auf das Mikrobiom. Der Grund ist die Bidirektionalität des Vagusnervs. Im Zuge seiner neuronalen Funktionsweise kann er Kopf- und Bauchhirn harmonisch zusammenwirken lassen.

Bevor es im weiteren Verlauf um einige Tipps zur einfachen Aktivierung des Vagusnervs geht, muss ein weiterer wichtiger Punkt beleuchtet werden:

Wie aber kann nun die Stimulation des Vagusnervs gemessen werden?

Tatsächlich spricht die Medizin in diesem Kontext vom Vagalen Tonus.

Die Aktivierung des X. Hirnnervs hat Einfluss auf den Vagalen Tonus. Mit anderen Worten bezeichnet dieser Tonus den Aktivitätsgrad des Erholungsnervs. Diese lässt sich an der Herzfrequenz ablesen.

Genauer gesagt ist es die Herzschlagvariabilität, die sich durch eine Stimulation verändert. Dieser Variabilitätswert nun kann zum Beispiel durch eine bewusste Atmungsweise, wie sie in Vagusnerv-Übungen durchgeführt werden muss, gezielt modifiziert werden. In diesem Kontext wird auch von einer respiratorischen Sinusarrhythmie gesprochen.

Wie aber nun hängen Vagusnerv und Atmung zusammen?

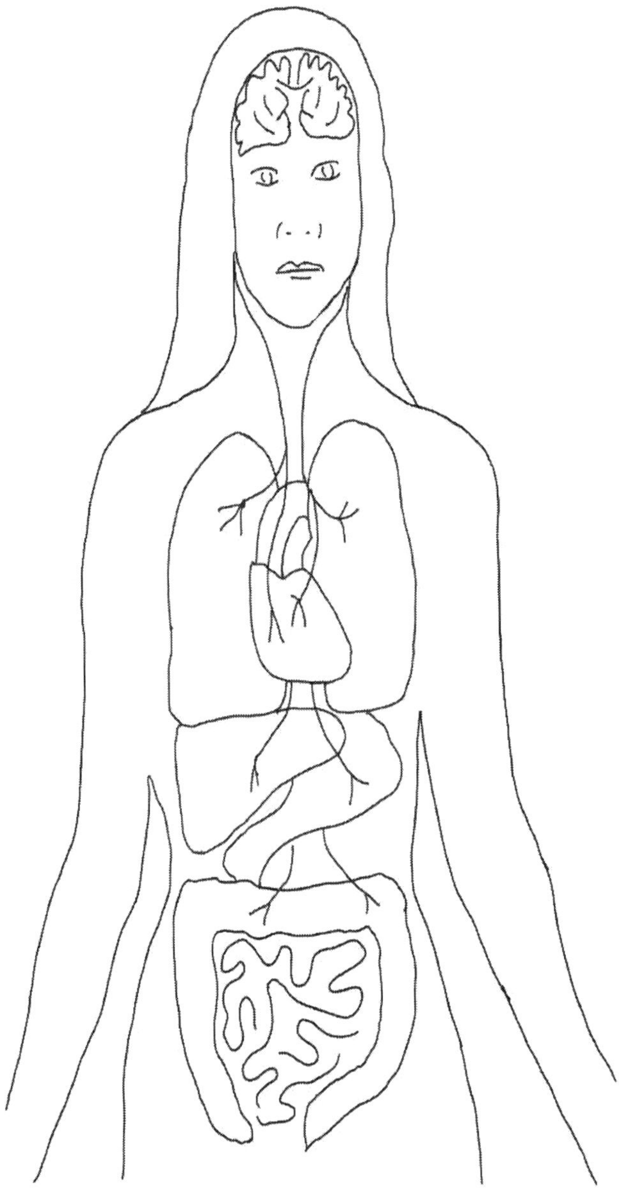

Wenn der Mensch einatmet, werden Nervenimpulse vom Gehirn in den Organismus geleitet. Dafür sind die bereits genannten efferenten Nervenbahnen verantwortlich. Das hat zur Folge, dass die Herzfrequenz beim Einatmen erhöht wird. Atmet der Mensch wieder aus, kommt es zu einer Entspannung, das heißt die Herzfrequenz erniedrigt sich wieder. Dafür sind die afferenten Nervenbahnen zuständig.

Da der Vagusnerv bidirektional ist, das heißt sowohl afferente als auch efferente Nervenimpulse steuert und überwacht, spielt er eine zentrale Rolle bei der Atmung bzw. kann durch die Atmung selbst stimuliert werden.

Das Herzfrequenzmuster, wie es auch genannt wird, wird also durch die Atmung geregelt. Die Atmung allerdings ist bekanntlich von vielen Faktoren abhängig. Ist der Körper im Ruhezustand, ist die Atmung entspannt.

Ist er im Stress, ist die Atmung unruhig und flach. Es ist nur nachvollziehbar, dass dauerhafte Stresssituationen, in denen man sich befinden kann, den Vagalen Tonus über eine falsche Atmung negativ beeinflusst.

Mit anderen Worten kann der Entspannungsnerv nicht aktiviert werden. Er kann seine vermittelnde Tätigkeit nicht durchführen.

Der Vagale Tonus hat aber noch weitere Funktionen. Das betrifft das Verhaltensmuster eines Menschen. Man hat herausgefunden, dass Menschen, deren Vagusnerv nicht oder nur geringfügig aktiv ist, eine nur beschränkte Palette an Verhaltensmustern und Reaktionsschemata zu

Verfügung haben als solche, deren Vagusnerv regelmäßig gezielt aktiviert wird.

Der Vagale Tonus dient darüber hinaus aber auch als Anzeiger für den Zustand des Nervensystems. Man ist zu der Erkenntnis gekommen, dass gesunde Menschen eine Herzschlagvariabilität aufweisen, die weit vielfältiger ist als bei jenen, die gesundheitliche Probleme haben.

Dazu kann festgehalten werden: Je gleichmäßiger, also invariabler, die phasische Herzfrequenz ist, desto geringer ist der Vagale Tonus.

Unter Gleichmäßigkeit wird hier verstanden, dass die Herzfrequenz nur wenig ansteigt und wieder fällt, dass sie sich also auf einem bestimmten, fast unveränderlichen Niveau bewegt.

Weiterhin haben Studien ergeben, dass ein erhöhter Tonus auf sehr effektive und natürliche Weise zur Aufrechterhaltung eines ausgewogenen Blutzuckerspiegels beiträgt. Ist der Vagale Tonus dagegen nur niedrig, sind oftmals Depressionen und chronische Entzündungen wie zum Beispiel Darmkrankheiten die Folge.

Es gibt aber auch Hinweise darauf, dass der Vagusnerv genauso wie das Mikrobiom bereits eine überaus wichtige pränatale Bedeutung haben. Möglicherweise stehen die gesunde Entwicklung des Mikrobioms beim Baby und der Aktivitätsgrad des Vagusnervs der Mutter und des Kindes in einem Zusammenhang.

Es gibt Studien, die belegen, dass eine Mutter, deren Vagusnerv gezielt stimuliert wurde, diesen Aktivitätsgrad neuronal an das Kind im Mutterleib übermittelt. So wird der Vagale Tonus von der Mutter auf das Kind bereits vor der Geburt übertragen.

Kann der Tonus bereits im Mutterleib vom Kind gespürt werden, stellt sich die Frage, welchen Einfluss eine erhöhte Herzfrequenzvariabilität auf die Ausbildung des Mikrobioms hat. Das werden zukünftige Forschungen zeigen.

Sicher ist bereits jetzt, dass ein erniedrigter Tonus und eine gleichzeitig geringe Herzfrequenzvariabilität bei Schwangeren Folgen für das Kind haben kann. Aus diesem Grunde sollten Schwangere auf die Stimulation des Vagusnervs achten, denn ist die Aktivität des Vagusnervs bei einem Baby nur schwach ausgeprägt, kann das negative Auswirkungen auf die Entwicklung von frühkindlichen Verhaltensmustern haben.

Eine erhöhte Stressanfälligkeit kann früh zur Schädigung des Mikrobioms führen. Ist das Immunsystem bei Neugeborenen im Normalzustand bereits hochreguliert, hat das die verstärkte Ausschüttung von Zytokinen zur Folge, die eine entzündungsfördernde Wirkung im Körper haben. Davon sind natürlich besonders der Darm und die sich erst stabilisierende Darmflora betroffen.

8.5. Wie der Vagusnerv aktiviert wird

Eine effektive Selbsthilfe zur Behebung von Verdauungsbeschwerden durch ein geschädigtes Mikrobiom kann aus zwei Komponenten bestehen: Zum einen eine gesunde darmfreundliche Ernährung mit Lebensmitteln, von denen an anderer Stelle bereits gesprochen wurde und zum anderen eine regelmäßige Stimulation des Vagusnervs.

Auf den Punkt gebracht: Ernährung und Entspannung sollten an erster Stelle einer Selbsthilfe-Therapie stehen.

- Atmung

Eine bewusste Atmung ist der Schlüssel zu vielen gesundheitlichen Vorteilen. Atemübungen bauen Stress ab. Körper und Geist finden Beruhigung und Entspannung. Werden Stresssymptome auf diese Weise verringert, nützt das dem intestinalen Gleichgewicht eines Menschen. Gleichzeitig wird das Immunsystem gestärkt, was wiederum dem Mikrobiom zugutekommt.

Aktiviert man den Vagusnerv durch bewusstes Atmen, das heißt erhöht man damit den Vagalen Tonus und moduliert man die Herzfrequenz, entsteht eine Feedback-Schleife.

Darunter versteht man einen positiven Kreislauf, der aus erhöhtem Tonus sowie aus geistigem und körperlichem Wohlbefinden besteht. Dieser Gesamtzustand wird dem Gehirn neuronal vermittelt, sodass es in die Lage versetzt wird, aus diesen Zuständen zu lernen. Das wiederum erhöht die Resilienz eines Menschen, seine Widerstandsfähigkeit gegenüber negativen äußeren Einflüssen.

Doch welche Atmung ist erforderlich, um den Vagusnerv zu stimulieren?

Ganz im Gegensatz zur hektischen Flach- oder Schnappatmung ist die erforderliche Atemweise eine gesunde Zwerchfellatmung, die man auch als Tiefenatmung bezeichnet. Je tiefer man atmet, desto entspannter wirkt sich die Atmung auf Körper und Geist aus. Außerdem sollte die Atmung, die den Vagusnerv stimulieren soll, langsam und regelmäßig sein. Eine holprige und unregelmäßige Atmung hat gegenteilige Effekte.

Wer den X. Hirnnerv stimulieren möchte, sollte sich einen ruhigen Ort suchen, an dem eine kürzere Atemübung ungestört möglich ist. Denn der Entschleunigungsfaktor hat oberste Priorität, wenn es um die Selbsthilfe zur Stabilisierung oder Gesundung des Mikrobioms geht. Zudem sollte man auf die Atemzüge bewusst achten.

Langsames Ein- und Ausatmen und dabei dem Atem nachspüren, wie er durch den Körper in den Bauchraum fließt, ist die Grundlage für erfolgreiche Zwerchfellatmung. Nach und nach wird sich die Herzfrequenz verringern, der Blutdruck wird gesenkt. Ist ein bestimmter Entspannungszustand erreicht, kann es zu dem kommen, was man auch als Vagusreiz bezeichnet.

Dieser Begriff meint die absichtliche Stimulation des Erholungsnervs mit Hilfe verschiedener Reize, die manuell, mechanisch oder auch thermischer Natur sein können. Welche anderen Reize es gibt, mit denen man den X. Hirnnerv aktivieren kann, wird im Anschluss erläutert werden.

- Kältebehandlungen

Ein Schlüsselreiz, der den Vagalen Tonus erhöht, ist Kälte. Kältebehandlungen zur Aktivierung des Vagusreizes werden auch als Hygrotherapien bezeichnet. Das mag umfangreicher klingen als es in Wirklichkeit ist. Eine effektive Kältebehandlung ist bereits morgens nach dem Aufstehen möglich. Damit kann man Körper, Geist und Mikrobiom bereits vor Beginn des Arbeitstages stabilisieren, stärken und resilient machen.

Eine einfache kalte Dusche, aber auch gezielt vorgenommenes Wechselduschen, bei dem abwechselnd kaltes und warmes Wasser verwendet wird, stimuliert bereits den X. Hirnnerv.

An warmen Tagen ist es möglich, auch während des Tages eine kurze Kältebehandlung durchzuführen, um den Vagusreiz zu bewirken. Dazu taucht man das Gesicht nur kurz in kaltes Wasser. Selbst ein Spaziergang an kalter Luft dient der Erhöhung des Vagalen Tonus.

- Massagen und Akupressuren

Wer einmal eine Massage erlebt hat, wird wissen, wie wohltuend und entspannend sie sein kann. Wenn es um Entspannung geht, sollte immer auch der Vagusnerv im Mittelpunkt des Geschehens stehen. Tatsächlich kann man ihn mit bestimmten Massagen gezielt anregen und damit die Herzfrequenzvariabilität erheblich verbessern.

Massiert man zum Beispiel die rechte Gesichts- und Halshälfte, wo sich der „Karotis Sinus“, die Erweiterung der inneren Kopfschlagader, befindet, lassen sich parallel sogar Kopfschmerzen beseitigen. Eine Akupressur, die den Vagusnerv stimuliert, betrifft die Augen. Dabei wird ein sanfter Druck auf beide geschlossenen Augenlider ausgeübt, wodurch ein mechanischer Impuls entsteht, der das „Ganglion ciliare“ am Sehnerv direkt hinter dem Augapfel reizt, was wiederum eine Entspannung bewirkt.

Bei einer anderen Akupressur-Variante werden zur Aktivierung des Vagusnervs die Schläfen, Augenbrauen, Kopfhaut und Ohren bewusst bewegt.

- Lachen und Singen

Fröhliche Menschen gelten in der Regel als entspannter als andere. Wenn man herzlich lacht, wird die Ausschüttung der Hormone Oxytocin und Serotonin bewirkt. Serotonin wird bekanntlich größtenteils im Darm gespeichert, was natürlich Mikrobiom und Vagusnerv zugutekommt. Lacht man, ist man fröhlich und euphorisch.

Diese Stimmungslagen stehen hormonell betrachtet mit Endorphinen in Verbindung, die wie auch Oxytocin und Serotonin zu den stressreduzierenden Glückshormonen gehören.

Aber auch Singen kann der Stimulation des Vagusnervs dienen. Nachweislich bewirkt Singen nicht nur die Ausschüttung von Glückshormonen, sondern auch die Erhöhung der Herzfrequenz. Dabei ist es nicht wichtig, ob man selbst vor sich hin oder in einem Chor singt.

9. Entwicklung der Darmflora bei Kindern

Weiter oben ist bereits festgestellt worden, dass die Darmflora für die Gesundheit eines Neugeborenen eine wesentliche Rolle spielt. An seiner Bildung ist die Mutter maßgeblich beteiligt, denn im Augenblick der Geburt wird das Mikrobiom, dass sich schon im Mutterleib anfänglich bilden konnte, zum Leben erweckt.

Handelt es sich um eine natürliche und keine Kaiserschnittgeburt können die Darmbakterien der Mutter auf das Neugeborene übersiedeln und es bei seinen ersten Stoffwechselprozessen hilfreich unterstützen. Beim Stillen gelangen lebenswichtige Milchsäurebakterien in den Magen-Darm-Trakt des Kindes.

Doch die Darmflora eines Neugeborenen muss sich erst noch stabilisieren, weshalb die Ernährung in den ersten Monaten so überaus bedeutsam für die Zukunft des Kindes ist. Nach der Stillphase sollte man aus diesem Grunde zu einer gesunden natürlichen Ernährung übergehen, bei der einiges beachtet werden muss, damit das Mikrobiom keinen Schaden erleidet.

Bis das Immunsystem stabil ist und der Stoffwechsel reibungslos funktioniert, dauert es seine Weile.

Die gesunde Entwicklung der Darmflora in den ersten drei Lebensjahren gilt heute im Allgemeinen als die wichtigste Phase, in der die Weichen für das ganze Leben gestellt werden. Doch der Entwicklungsprozess scheint nach neuesten medizinischen Erkenntnissen in mehreren Phasen abzulaufen.

Man ist zu dem Schluss gekommen, dass sich das Mikrobiom vermutlich mit jeder Ernährungsumstellung verändert. Erst im Alter zwischen 3 und 5 Jahren ist die Darmflora im Gleichgewicht.

Was nun können Eltern tun, um ihr Kind in dieser Zeit bestmöglich zu unterstützen?

Ist das Mikrobiom gesund, kann man auch auf ein gesundes Kind hoffen. Verfügt es über die richtigen Bakterienstämme im Darm, können frühkindliche Krankheiten gut in Schach gehalten werden. Das betrifft schädliche Bakterien, die vor allem Durchfallerkrankungen oder Infekte auslösen.

Es gibt auch bei Kindern bereits bestimmte Darmbakterien, die kurzkettige Fettsäuren bilden, die die positive Eigenschaft haben, die Eigenbewegung des Darms anzuregen und den Stoffwechsel zu fördern. Blähungen und Verstopfungen, die bei Kindern üblich sind, können so vermieden werden.

Denkt man an die Darmflora-Entwicklung des Kindes, unterstützt man auch die körpereigene Vitaminproduktion. Escherichia coli sind solche Darmbakterien, die Vitalstoffe herstellen. Die Entwicklung des Mikrobioms bei Kindern kann positiv beeinflusst werden, wenn auf die richtigen Nährstoffe und die richtige Nährstoffverteilung geachtet wird.

Milchsäurebakterienhaltige Lebensmittel wie Molke Produkte, Joghurt, Kefir sollten auf dem täglichen Speiseplan eines Kindes stehen. Dasselbe gilt für Lebensmittel, die ballaststoffhaltig sind, wie zum Beispiel Vollkornprodukte.

Leider sind die meisten der Lebensmittel, die Kinder in der Regel lieben, gesundheitlich bedenklich und sollten nur ab und zu konsumiert werden. Das sind zuckerhaltige Speisen, aber auch solche, die übermäßig viel Eiweiß oder Fett beinhalten. Alle Mahlzeiten sollten gut bekömmlich sein, da der kindliche Darm noch sehr sensibel und heftig auf falsche Lebensmittel reagieren kann. Das sind all jene, die nur schwer verdaulich sind.

Eltern sollten die Entwicklung des Mikrobioms auch unterstützen, indem sie darauf achten, dass ihr Kind ausreichend Entspannung bekommt. Ruhe- und Regenerationsphasen sind wichtig, besonders für ältere Kinder im schulpflichtigen Alter. Die Mittagspause ist eine gute Option, aber auch entspannende Aktivitäten wie zum Beispiel Basteln oder Malen. Natürlich darf auch die Bewegung nicht zu kurz kommen.

Anstelle von Softdrinks, die Kinder gerne zu sich nehmen, sollten Mineralwasser, gesunde Tees und Schorlen in ausreichender Menge konsumiert werden.

Schon früh können Eltern ihre Kinder beim Essen anweisen, die Nahrung gut durchzukauen. Gründlichkeit beim Kauen setzt nicht nur den Stoffwechsel in Gang, sondern macht die Nahrung auch leichter verdaulich. Auch damit lässt sich die Entwicklung der Darmflora positiv beeinflussen.

Doch eine gesunde Darmflora kann auch noch auf andere Weise unterstützt werden. Auch Kinder, die bereits etwas älter sind, sollten davon abgehalten werden, sich ständig die Hände zu waschen. Ausnahmen sind natürlich gegeben, wenn das Kind mit toxischen Substanzen in Berührung gekommen ist.

Auch empfehlenswert ist es, einen Direktkontakt mit Haustieren zu fördern. Man konnte feststellen, dass Kinder, die mit Haustieren aufwachsen, schneller eine stabile Darmflora aufbauen können. Hund und Katze im Haus dienen also auch dem Mikrobiom des Kindes.

Und natürlich ist es wichtig, dass ein Kind schmutzig werden kann. Damit ist natürlicher Schmutz gemeint. Kinder, die viel mit der Erde in Kontakt sind, in Buddelkisten herumtollen und ausgelassen spielen, tun viel für ihre Darmflora.

Die Darmflora erfährt einen weiteren Entwicklungsschritt in der Pubertät. Die Sexualhormone scheinen bei älteren Kindern dafür verantwortlich zu sein, dass sich je nach Geschlecht spezifische mikrobielle Unterschiede herausbilden. Doch ist das Mikrobiom eines Jugendlichen noch immer nicht derart komplex, wie das eines erwachsenen Menschen.

Aber auch die Funktion der Darmflora bzw. der dort angesiedelten Mikroben ändert sich:

Während die Darmbakterien eines Jugendlichen genetisch mehr Einfluss auf das Körperwachstum ausüben, beeinflussen die Darmbakterien Erwachsener mehr die Neigung zu entzündlichen Krankheiten und Übergewicht.

10. Die Darmflora bei alten Menschen

Erwachsene Menschen haben eine andere Darmflora als Kinder. Je älter der Mensch wird, desto mehr unterschiedliche Mikrobenstämme sind im Darm zu finden.

Doch man kann heute keine pauschale, allgemeingültige und abschließende Aussage zu der Zusammensetzung des Mikrobiom bei Erwachsenen machen. Dafür gibt es zu viele Faktoren, die zu berücksichtigen sind: Genetik, Alter, Ernährungsweise, Gesundheitszustand, aber auch gesellschaftliche Position und Kulturzugehörigkeit.

Die Darmflora eines erwachsenen Menschen besteht in der Hauptsache aus Bacteroidetes und Firmicutes. Unter letzteren befinden sich die bereits genannten Laktobazillen.

Je älter ein Mensch wird, desto geringer ist die Bakterien-Diversifikation im Mikrobiom.

Man hat herausgefunden, dass Bacteroides vorherrschend und Firmicutes dagegen nur wenig vorhanden sind. Bifidobakterien, die ebenfalls bereits genannt worden sind, nehmen zahlenmäßig ab. Die Gründe im Alter sind in der Regel offensichtlich. Ältere und alte Menschen haben weniger körperliche Bewegung, ihre Ernährungsweise ist in den meisten Fällen nicht so vielseitig und veränderlich wie die von jüngeren Menschen. Zudem nehmen ältere Menschen in der Regel auch mehr Medikamente ein.

Die beeinträchtigte Leistungsfähigkeit des Immunsystem eines alten Menschen ist nach Ansicht vieler Experten auf ein negativ verändertes Mikrobiom zurückzuführen. Fehlen gesunde Bakterien, ist die Darmflora nicht mehr intakt, kann auch das mit dem Darm in Verbindung stehende Immunsystem nicht mehr leistungsfähig genug sein.

Man sagt, dass die Reaktivität des Immunsystem abnimmt.

Das aber bedeutet grundsätzlich, dass auch ältere und alte Menschen ihre Darmflora intakt halten können, wenn sie ihre Ernährungsweise abwechslungsreich halten.

Außerdem sollte die Einnahme von Medikamenten immer bedacht werden.

Wichtig ist es grundsätzlich, dass Menschen im fortgeschrittenen Alter immer daran denken, eine Übersäuerung des Magen-Darm-Trakts zu vermeiden.
Man kann zum Beispiel Medikamente einnehmen, die bakterienhaltig sind, wodurch die Anfälligkeit an riskanten Infekten zu erkranken stark verringert werden kann.
Es gibt aber noch einen weiteren Umstand, der die Darmflora eines alten Menschen ausmacht. Die erwähnten Veränderungen in der Zusammensetzung der Darmflora führen zu einem proinflammatorischen Gesundheitsstatus im Magen-Darm-Trakt.

Das bedeutet, dass die Zahl der entzündungsfördernden Zytokine im Darm stark ansteigt, wodurch sehr leicht altersbedingte chronische Erkrankungen entstehen können. Man nennt das „Inflamm-Aging“.

Dabei setzt das Immunsystem eines alten Menschen zunehmend proinflammatorische Neurotransmitter frei, die das Gleichgewicht, dass im jüngeren Alter zwischen den Zelltypen besteht, stören und zum Nachteil der Gesundheit verändern. Die adaptive Immunabwehr des Körpers nimmt ab, was bedeutet, dass spezifische Erreger im Körper nicht mehr abgewehrt werden.

Im Gegenzug nimmt jedoch die im Alter weniger effektive unspezifische Immunabwehr zu. Diese angeborene Immunabwehr ist im Gegensatz zur spezifischen Immunabwehr allerdings weniger „wählerisch“ und bewirkt somit das Auftreten verschiedenster Entzündungen und Krankheiten.

Die Bildung proinflammatorischer Transmitterstoffe wie zum Beispiel Prostaglandin E2 oder Interferon-y regt die Bildung freier Radikale im Organismus an. Freie Radikale bezeichnen aggressiv auftretende Sauerstoffverbindungen, die eine Gefahr für jedes Körpergewebe darstellen. Ferner hat man feststellen können, dass parallel zu einem ungesunden Mikrobiom bestimmte Stoffwechselprodukte im Körper nachzuweisen sind, die eigentlich beim Abbau von Eiweißen entstehen und inflammatorische Effekte im Darm haben.

Entsteht oxidativer Stress, können altersbedingte Prozesse im Körper auch beschleunigt werden. Überhaupt ist es möglich, dass auch der menschliche Alterungsprozess zu einem gewissen Maße mit dem Status des Mikrobioms zu tun hat.

Besonderer Fokus wird heutzutage auf den noch wenig erforschten Zusammenhang zwischen Inflamm-Aging und dem Auftreten von Osteoporose, Typ-2-Diabetes und vor allem auch Demenz gelegt. Menschen sehr hohen Alters, zum Beispiel Einhundertjährige, verfügen nun wieder über eine andere Darmflora als jüngere Senioren.

In diesem Alter ist die Darmflora eher einheitlich und es sind vor allem Bifidobakterien und Akkermansia, die sie in großen Mengen besiedeln. Ob ein direkter Zusammenhang zwischen der hohen Betagtheit und diesem Status des Mikrobioms besteht, ist noch ungeklärt.

Mit der wichtigste Faktor bei der Erhaltung eines gesunden intakten Mikrobioms ist die regelmäßige Darmtätigkeit selbst. Dysbiosen entstehen offenbar dann, wenn der Darm untätig bleibt, das heißt der Stoffwechsel nicht richtig in Gang gesetzt wird. Auch, wenn im Alter die körperliche Bewegung ausbleiben muss, so ist es doch möglich die Ernährung so anzupassen, sodass sie der Darmflora zuträglich ist.

Man denkt zum Beispiel daran, Prä- und Probiotika zu entwickeln, die altersspezifische Wirkungen im Körper entfalten. Sie sollen die Aufgabe haben, die Darmflora diversifiziert und flexibel zu halten, damit ein gesunder Stoffwechsel gewährleistet ist.

11. Das Mikrobiom in anderen Kulturkreisen

„Andere Länder, andere Sitten“. Tauscht man „Sitten“ durch „Mikrobiome“ aus, drückt das eine Realität aus, der Mediziner immer mehr nachgehen.

Ein Grund ist die Erforschung von sogenannten „Zivilisationskrankheiten“ wie zum Beispiel Diabetes, Darmentzündungen oder auch Fettleibigkeit, die fast immer mit einem dauerhaft schlechten Zustand der Darmflora in Zusammenhang stehen.

Tatsächlich wird das Mikrobiom heute bereits als der genetische Fingerabdruck von Darmmikroben bezeichnet. Dabei lassen sich die Unterschiede in der Darmflora oft weniger nach Ländern, als mehr nach kulturell bedingten Ernährungsweisen kategorisieren.

Grundsätzlich kann man sagen, dass die Bakterienvielfalt, die die Grundlage eines gesunden Mikrobioms entscheidet, in der westlichen Welt, das heißt Europa und Nordamerika, in der Regel nicht so vielfältig ist, als beispielsweise in den Ländern der Dritten Welt.

Anders ausgedrückt führen die durchschnittliche westliche Ernährungsweise und der westliche Lebensstil zu einer Verringerung gesundheits- und immunsystemfördernder Mikroorganismen im Darm. Dabei geht es auch um den Faktor „Wohlstand“, denn man hat anhand zahlreicher Studien herausgefunden, dass eine geringere Hygiene, oft begründet durch die schlechten Lebensbedingungen in vielen Regionen der Dritten Welt, die Bakterienvielfalt im Darm fördert.

Je weniger industriell die Nahrungsmittel, desto natürlicher die Entwicklung des Mikrobioms. Um zu solchen Ergebnissen zu kommen, ist es erforderlich, die Darmflora von Menschen zu untersuchen, die weit weg von der westlichen Lebensweise leben.

So zum Beispiel im Gebiet des Amazonas in Südamerika oder auf Neuguinea. Man fand heraus, dass die Mitglieder der Yanomami-Indianer im Amazonas die vielfältigste Darmflora haben, die man bisher finden konnte. Aber auch die Stuhlvergleiche von Menschen auf Neuguinea und Studenten an US-Universitäten förderten ähnliche Ergebnisse zutage, was die Artenvielfalt im Mikrobiom betrifft.

Getestete Menschen in den USA weisen im Durchschnitt ganze 40 % weniger Biodiversität auf, was das Mikrobiom betrifft, als Menschen in Ländern der Dritten Welt.

Ein weiterer Faktor, der bei der festgestellten Bakterienvielfalt bei allen Vertretern der indigenen Völker festgestellt wurde, ist die Verbreitung von Bakterien von Mensch zu Mensch oder von Stamm zu Stamm.

Das enge Zusammenleben in indigenen Kulturen fördert die Verbreitung gesunder Mikroben. Anders als in den Industriestaaten, wo auf Keimfreiheit und Sterilität großen Wert gelegt wird, ist die Umwelt in diesen Regionen der Erde nie keimfrei.

Besonders die Forschungen mit den Yanomami-Indianern bringen immer wieder verblüffende Ergebnisse. So weisen einige der in der Darmflora gefundenen Mikrobenstämme sogar eine deutliche Fähigkeit zur Resistenz gegenüber natürlichen und synthetischen Antibiotika auf, ohne dass die Indianer jemals mit westlichen Medikamente in Berührung gekommen wären.

Es sind Kohlenhydrate, die über die Nahrung aufgenommen werden, die für die Biodiversität der Darmflora so wichtig sind. Doch im Gegensatz zur Ernährungsweise in Afrika, Südamerika oder auch Teilen Asiens wie zum Beispiel Indien, ist die westliche Ernährungsweise fettreich. Und wenn Kohlenhydrate aufgenommen werden, sind es meistens einfache und keine komplexen Kohlenhydrate wie zum Beispiel Mehrfachzucker.

Die ungesunde Ernährung betrifft aber auch Ballaststoffe, deren Anteil in Speisen in Ländern der Dritten Welt vergleichsweise sehr hoch ist. Menschen, die ballaststoffhaltige Nahrung zu sich nehmen, erkranken in Südamerika oder Afrika viel weniger an Zivilisationskrankheiten, wie sie im Westen alltäglich sind.

Auch Allergien, Asthma oder Fettleibigkeit sind nur selten anzutreffen, und auch dann nur dort, wo die westliche Lebensweise Einzug gehalten hat.

12. Das Mikrobiom bei den Haustieren

Bisher wurde das menschliche Mikrobiom in seinen verschiedenen Aspekten behandelt. Doch auch die Tiere, mit denen der Mensch eng zusammenlebt, verfügen über ein Mikrobiom. Wie sieht die Darmflora nun bei den Haustieren aus?

Die Erforschung der Darmflora von Haustieren wie Hund oder Katze ist noch nicht sehr weit gediehen. Doch da das Mikrobiom allen Säugetieren gemein ist, dürfte die Annahme, dass es viele Ähnlichkeiten und sogar Übereinstimmungen mit der menschlichen Darmflora gibt, richtig sein.

Erste Ergebnisse von Studien bestätigen dies auch. Da sich die Darmflora von Menschen und Hunden zum Beispiel sehr stark ähnelt, weisen auch beide ähnliche Krankheitsbilder auch. Auch die Darmflora eines Hundes oder einer Katze kann gestört sein. Es können dieselben Erkrankungen wie beim Menschen auftreten, wie zum Beispiel Durchfall, Dermatitis und chronische Darmerkrankungen.

Auch bei den Haustieren können in derartigen Fällen Prä- und Probiotika zur Genesung und Heilung beitragen.

Forschungen haben gezeigt, dass sowohl das menschliche als auch das tierische Mikrobiom eigentlich aus denselben Bakterienstämmen zusammengesetzt ist, die im Darm sogar mengenmäßig in einem sehr ähnlichen Verhältnis untereinander vorhanden sind. Aber ein Kuriosum ist bereits entdeckt worden:

Während Menschen trotz des Zusammenlebens mit ihren Haustieren nur vergleichsweise wenig Mikroben übernehmen, ist das bei Hund und Katze anders. Sie nehmen tatsächlich sehr viele Kleinstorganismen vom Menschen in ihren Organismus auf.

Ein Grund für diesen Umstand, ist die Ernährung. Domestizierte Tiere sind leider oft an industriell hergestellte, meistens stark kohlenhydrathaltige Nahrungsmittel gewöhnt - so wie auch der Mensch. Zudem ähneln sich oft die Lebensweise von Tier und Tierbesitzer. Fehlt dem Hundebesitzer zum Beispiel ausreichend Bewegung, nimmt auch der Hund häufig an Gewicht zu, weil auch sein Stoffwechsel verlangsamt ist.

In einem wesentlichen Punkt jedoch unterscheiden sich das tierische und das menschliche Mikrobiom: in ihrer Leistungsfähigkeit. Jeder, der Haustiere hat oder Kontakt zu Hunden oder Katzen hat, weiß aus eigener Erfahrung, dass sie weitaus mehr schädliche und für den Menschen sogar ungenießbare Nahrung aufnehmen.

Der Darm, der Grundstütze des Immunsystems ist, wird bei Tieren viel stärker belastet als beim Menschen. Haustiere nehmen alle Arten von Keimen, Pilzen, Parasiten und auch toxische Stoffe auf. Doch die tierische Darmflora ist überaus widerstandsfähig und bildet eine effektive Schutzmauer gegen alle möglichen fremden Substanzen, die den Körper passieren.

Je nach Tierart sind bis zu 80 % aller körpereigenen Immunzellen im Magen-Darm-Trakt lokalisierbar. Die Darmschleimhaut hat eine weitaus größere Oberfläche als Lunge oder sogar die Haut. Sie verfügt über fast dreimal so viele Plasmazellen als Lymphknoten, Milz und Knochenmark gemeinsam, was sie zum immunologischen Hauptorgan des tierischen Organismus macht.

Doch wie auch beim Menschen produziert das Mikrobiom Enzyme, Hormone, Vitamine und essenzielle Aminosäuren. Anders als beim Menschen sind die Haustiere des Menschen aber nicht von der Energiegewinnung im Darm abhängig.

Tatsächlich haben Hunde eine Darmflora, die der des Menschen am ähnlichsten sieht. Weit von dieser Ähnlichkeit entfernt ist das Mikrobiom der Nager, wie zum Beispiel der Mäuse. Schweine dagegen verfügen über eine Darmflora, die der des Menschen mit etwa 50 % am wenigsten ähnelt.

Wenn es um Störungen der Darmflora geht, sind Krankheiten wie das Leaky-Gut-Syndrom, ein entzündlicher Darm oder auch Allergien die Folge. Ändert man zum Beispiel das Futter seines Haustieres, können sich ebenfalls unerwünschte Störungen einstellen. Häufig kommt es zu Durchfall.

Dasselbe gilt für eine falsche Ernährung, das heißt, wenn das Futter zu kalt oder zu zuckerhaltig ist. Die Folge davon kann ein Defizit an Verdauungsenzymen sein, die wiederum zu weiteren Schädigungen und Beschwerden führen kann.

13. Der Einfluss der Darmflora auf Krankheiten

13.1. Übergewicht & Untergewicht

Es ist bekannt, dass Gewichtszunahme und Gewichtsabnahme in der überwiegenden Zahl der Fälle an Stoffwechselprobleme gekoppelt ist. Und das hat wiederum seine Ursache in falscher und ungesunder Ernährung. Die Ernährung ist es letztlich, die entscheidend dafür ist, ob ein Mikrobiom funktioniert oder nicht. Und wieder stehen die Kleinstorganismen im Darm im Mittelpunkt:

Man hat herausgefunden, dass Darmbakterien einen großen Einfluss auf das Körpergewicht haben. Mit anderen Worten gibt es Bakterienkulturen im Darm, die Übergewicht begünstigen und wiederum auch andere, die Gewichtsverlust verursachen. Ohne die Mikroben im Darm würde es keine Verdauung geben.

Sie lösen die Nahrung in ihre Bestandteile, um die Nährstoffe bzw. die daraus gezogene Energie dem Körper zur Verfügung zu stellen oder sich selbst davon zu ernähren.

Bestimmte Darmbakterien nun geben dem Menschen mehr Energie als andere. Sind diese Bakterienstämme im Mikrobiom stärker vertreten als andere, ist der Mensch auch ein besserer Futterverwerter. Es gelingt ihm, durch das Mikrobiom mehr Energie aus der Nahrung zu gewinnen. Andere Menschen dagegen müssen mehr essen, um dieselbe Energie zur Verfügung zu haben.

Genau hier liegt eine mögliche Falle für all jene, die an Übergewicht leiden.

In diesem Kontext ist besonders Clostridium ramosum zu nennen, ein Bakterium, dass in großen Mengen bei Menschen mit Übergewicht festgestellt wurde. Offenbar regt Clostridium ramosum die Bildung sogenannter enterochromaffiner Zellen an, die darauf spezialisiert sind, den Neurotransmitter Serotonin zu produzieren.

Ist allerdings mehr Serotonin im Darm vorhanden, wird gleichzeitig auch die Zahl der Fettsäuretransporter erhöht. Das kann zu Übergewicht führen.

Mit anderen Worten vermehrt sich dieses Bakterium im Mikrobiom durch fettreiche Nahrung. Aber auch andere Bakterien wie zum Beispiel Acinetobacter, Eubakterium und Actinomyces scheinen Übergewicht zu begünstigen. Menschen mit Übergewicht verfügen zum Beispiel auch über weniger Bacteroides, haben dafür aber mehr Firmicutes in ihrer Darmflora.

Darmbakterien steuern den Appetit eines Menschen über Botenstoffe, sie regeln die Energie- bzw. Kalorienmenge, die aus der aufgenommenen Nahrung gewonnen wird und sie entscheiden, ob bestimmte Enzyme aktiviert werden, um Fett in den Zellen einzulagern. So ist verständlich, dass sie natürlich auch im Falle von Untergewicht ihren Einfluss ausüben.

Wer untergewichtig ist, hat nicht selten Probleme mit der bereits erwähnten Nahrungsverwertung.

Dabei scheint das Verhältnis der Bacteroidetes-Bakterien zu den Firmicuten-Bakterien eine große Rolle zu spielen. Firmicuten haben die Fähigkeit, aus Nahrungsresten, die nicht verdaut werden können, noch Fettsäuren und Kohlenhydrate zu gewinnen. Diese kommen dem Körper dann in Form von Kalorien zugute. Man nennt sie aus diesem Grunde auch „Moppelbakterien". Kommen sie zum Zuge, kann es zu einer bis 10 % höheren Kalorienaufnahme kommen.

Im Umkehrschluss bedeutet das: Im Mikrobiom eines untergewichtigen Menschen sind nicht genügend Moppelbakterien vorhanden. Sie fehlen manchmal komplett.

Aber auch andere Bakterien, die ein Übergewicht in der Darmflora haben, können bewirken, dass ein Mensch untergewichtig ist oder nur schlecht Gewicht ansetzen kann. Das sind zum Beispiel Alstipes, Akkermansia muciniphila und Faecalibacterium prausnitzii.

Will man Gewicht zunehmen, ist es sinnvoll, Nahrung aufzunehmen, die vor allem die zwei Milchsäurebakterienarten Lactobacillus reuteri und Lactobacillus acidophilus enthält, wie zum Beispiel Brottrunk.

13.2. Reizdarmsyndrom

Das Reizdarmsyndrom, kurz RDS, ist heute relativ weit verbreitet. Man schätzt, dass bis zu 15 % der Menschen unter dieser chronischen Darmerkrankung leiden. Die hauptsächlichen Symptome von RDS sind immer wiederkehrende Bauchschmerzen, Verstopfung, Durchfall und Blähungen von unterschiedlicher Schwere.

Die Ursachen des Reizdarmsyndroms sind bis heute fast unerforscht, doch Störungen oder Schädigungen des Mikrobioms scheinen neben Stress, mangelnder Peristaltik aufgrund von Stoffwechselproblemen auf jeden Fall ein wichtiger Mitauslöser zu sein.

Im Vergleich zu gesunden Menschen konnten bestimmte Unterschiede in der Zusammensetzung der Darmflora festgestellt werden:

- Abnahme der Zahl bestimmter Bakterienstämme wie zum Beispiel Bacteroides, Acinetobacter

- Zunahme der Zahl von Firmicutes und Proteobacteria

- Verringerung der mikrobiotischen Diversität

- Verringerung der Zahl der gesundheitsfördernden Bifidobakterien

13.3. Magen-Darm-Beschwerden

War das Essen zu fett, zu zuckerhaltig oder hat man zu viel gegessen, ist der Stoffwechsel verlangsamt, kommt es zu Ungleichgewichten in der Darmflora, die sich je nach Ursache auf unterschiedliche Weise zeigen.

- Durchfall

Durchfall ist wohl einer der häufigsten Magen-Darm-Beschwerden, die es gibt - und auch eine der unmittelbarsten und auffälligsten. Hauptgrund ist natürlich eine Störung des Gleichgewichts zwischen den im Darm angesiedelten guten und schlechten Bakterienstämmen.

Da sich mit zunehmendem Alter die Zusammensetzung des Mikrobioms verändert und weniger flexibel wird, neigen besonders ältere Menschen zu Durchfall.

Es kann aber auch sein, dass eine Infektion im Magen-Darm-Trakt nicht die Folge einer Darm-Dysbiose, sondern deren Ursache ist. Durchfall-Erregern ist es in diesem Falle gelungen, in den Darm einzudringen und dort eine Vermehrung der schlechten Bakterien zu bewirken.

Oder es verlassen durch den Durchfall große Mengen an guten Darmbakterien den Körper, sodass die schlechten Mikroben überwiegen können.

Eine andere Ursache für Durchfall kann die Antibiotikagabe sein. Antibiotika können auch gute Bakterienstämme angreifen und minimieren.

Natürlich führen Erkrankungen wie das Reizdarmsyndrom, Morbus Crohn, Colitis ulcerosa ebenfalls zu Durchfall. Weitere mögliche Gründe sind Schwächen in Bezug auf die Zuckerverdauung, zum Beispiel die Laktoseintoleranz.

- Verstopfung

Auch hier ist in der Regel meistens die Ernährung schuld. Der Stoffwechsel wurde zum Beispiel durch die Aufnahme von zu großen Mengen an Kohlenhydraten verlangsamt. Die Verdauung kann mit anderen Worten nicht mehr normal funktionieren, da die guten Bakterien im Mikrobiom in der Unterzahl sind.

Hält dieser Zustand länger an, können sich chronische Verstopfungsbeschwerden einstellen. Aus diesem Grunde sollte man bei Verstopfung gerade jene Darmbakterien unterstützen, die unverdauliche Bestandteile der Nahrung aufspalten und für den Körper verwerten. Das sind zum Beispiel Ballaststoffe.

Man sollte aber auch die Darmmotilität anregen, was zum Beispiel durch Bewegung geschehen kann. Ferner sind die guten Darmbakterien für die gesunde Durchblutung der Darmschleimhaut zuständig, die maßgeblich an der Verdauung beteiligt ist.

- Bauchschmerzen

Ist die Darmflora in Mitleidenschaft gezogen, können Bauchschmerzen als direkte Folge davon auftreten. Häufig kommt es aber zu einer Kombination aus Bauchschmerzen, Verstopfung oder Durchfall.

Ist es krankmachenden Erregern gelungen, in den Darm einzudringen, können Magen-Darm-Infektionen verursacht werden, die sich ebenfalls durch Bauchschmerzen bemerkbar machen.

Auch im Falle von Bauchschmerzen können Antibiotika die ursprünglichen Verursacher sein. In einem solchen Fall vermehren sich zum Beispiel schlechte Bakterien der Gattung Clostridium difficile.

- Blähungen

Blähungen entstehen immer dann, wenn die Darmmotilität gestört ist. Die Bewegungsfähigkeit und Flexibilität der Darmmuskulatur ist entscheidend für eine problemlose Verdauung. Ist die Darmmotilität also eingeschränkt, geht die Verdauung langsamer vonstatten, was bedeutet, dass Blähungen die Folgeerscheinung sind.

Blähungen entstehen durch Gase im Darm, die wiederum von der Zusammensetzung des Mikrobioms abhängen. Es gibt schlechte, weil stark gasbildende Mikroben, die häufige Blähungen verursachen. Das sind zum Beispiel Proteobakterienarten. Befinden sich dagegen mehr Laktobazillen und Bifidobakterien im Mikrobiom, ist das Gasbildung im Darm geringer.

Gase entstehen aber auch dann, wenn die Nahrungsreste, die in den Darm gelangen, nicht mehr genügend zersetzt werden können. Schließlich sind auch krankmachende Keime in der Lage, eine verstärkte Gasbildung anzuregen.

Es gibt aber auch eine Wanderung von Erregern, die Blähungen verursachen können. Dann gelangen Bakterien aus dem Dickdarm in den Dünndarm, wo die Nahrungsbestandteile von den Bakterien zersetzt werden.

Doch da der Dünndarm selbst nicht für größere Gasmengen geschaffen ist, können diese nicht mehr über den Blutkreislauf weitertransportiert werden und es kommt zu Flatulenzen. Das wird allerdings oft von heftigen Magen-Darm-Krämpfen begleitet.

13.4. Diabetes

Kommt das Gleichgewicht in der Darmflora aus dem Lot, können verschiedene Beschwerden auftreten oder sich Krankheiten entwickeln. So bestehen auch sehr enge Zusammenhänge zwischen einer gestörten Darmflora und Typ-1-Diabetes.

Ein Hauptgrund ist falsche Ernährung über einen langen Zeitraum. Gerade die westliche Ernährungsweise führt in vielen Fällen zu Diabeteserkrankungen. Dabei sind es besonders eine kohlenhydrathaltige, das heißt zuckerhaltige Ernährungsweise, aber auch starker Alkoholkonsum und die regelmäßige Einnahme von Medikamenten zur Linderung von Sodbrennen, die zu nennen sind.

Das sind Gründe dafür, warum sich die Darmflora auf eine ungesunde Weise verändert. Schützende und gesundheitsfördernde Bakterien verschwinden und pathogene Keine breiten sich aus. Die Folge ist, dass sich im Darm dauerhafte Entzündungsherde bilden, die von den Betroffenen gar nicht bemerkt werden.

Doch attackieren die Entzündungszellen zum Beispiel die Bauchspeicheldrüse, kann ein Mensch Typ-1-Diabetes entwickeln.

Wichtig ist daher die immunologische Toleranz, worunter man darmspezifische Mechanismen zur Regulierung des körpereigenen Immunsystems versteht. Sie hängt von einer gesunden Darmflora ab. Gehen dagegen Abwehrzellen auf den eigenen Organismus los, entstehen Autoimmunerkrankungen, zu denen auch Typ-1-Diabetes gehört.

Aber auch das Auftreten von Typ-2-Diabetes steht in engem Zusammenhang mit einer gestörten Darmflora. In Studien konnte man zeigen, dass es anhand einer Dysbiose möglich ist, eine Diabetes-Diagnose bereits im frühen Stadium der Erkrankung zu stellen.

So war bei Typ-2-Diabetikern die Darmflora bereits mehrere Jahre vor dem Auftreten der Diabetes starken negativen Veränderungen hinsichtlich des Gleichgewichts zwischen guten und schlechten Bakterien verändert. Auch bei anderen Erkrankungen unter anderem des Nervensystems waren noch vor dem Auftreten von Symptomen Verschiebungen von Bakterienstämmen in der Darmflora nachweisbar. Vielleicht wird in der Zukunft eine

Stuhlanalyse eine sehr frühzeitige Diagnostik von Krankheiten und entsprechend eine Therapie noch vor ihrer Manifestation ermöglichen.

Das gesunde Verhältnis, das dabei wichtig ist, beträgt 80:20, das heißt, es sind 80 % gute und 20 % schlechte Bakterienstämme im Darm vorhanden.

13.5. Hashimoto

Die Bezeichnung Hashimoto-Thyreoiditis geht auf den japanischen Mediziner Hakaru Hashimoto zurück, der seit 1912 als der Entdecker dieser chronischen Entzündung der Schilddrüse gilt.

Tritt die Hashimoto-Entzündung auf, werden Schilddrüsenproteine versehentlich vom körpereigenen Immunsystem angegriffen. Nach einer zeitweiligen Schilddrüsenüberfunktion kommt es nach einer Weile sehr oft zu einer irreversiblen dauerhaften Schilddrüsenunterfunktion.

Da es sich bei der Hashimoto ebenfalls um eine Autoimmunerkrankung handelt, beschäftigen sich Mediziner natürlich auch mit dem Einfluss des Mikrobioms, was Entstehung und Verlauf der Krankheit betrifft.

Man konnte feststellen, dass Menschen, die an Hashimoto leiden, tatsächlich auch über ein gestörtes Mikrobiom verfügen, in dem bestimmte Keime nicht vorhanden sind. Das sind zum Beispiel Bacteroidetes und Faecalibacterium prausnitzii. Dafür lassen sich in der Darmflora von Hashimoto-Patienten überaus viele Bakterien der Gattung Firmicutes nachweisen.

Je gestörter die Darmflora eines Menschen, desto stärker ist davon die Bildung überaus wichtiger Autoantikörper betroffen. Autoantikörper attackieren das Gewebe der Schilddrüse und zerstören diese. Mit der Verschlechterung der Darmflora werden immer mehr dieser aggressiven Autoantikörper gebildet.

Man kann die Bildung dieser Antikörper allerdings durch die Aufnahme von Präbiotika bis zu einem gewissen Grade verringern oder verhindern. Das sind zum Beispiel Inulin, resistente Stärke und Pektin.

13.6. Rheuma

Auch im Falle von Rheuma oder rheumatoider Arthritis spielt das Mikrobiom eine mitentscheidende Rolle. Offenbar ist es auch hierbei eine falsche Ernährungsweise, die das Auftreten rheumatischer Beschwerden stark begünstigt.

Ist die Ernährung zu einseitig, werden zu viele einfache Kohlenhydrate und nur gesättigte und keine ungesättigten Fettsäuren aufgenommen oder werden Antibiotika eingenommen, verschiebt sich der Status der Darmflora und es werden die schlechte Bakterienstämme kultiviert.

Ihre Effekte auf das Immunsystem sind bereits mehrfach erläutert worden. Eine ungesunde Verteilung der im Darm ansässigen Bakterienstämme wird auch durch Nikotin verursacht. Gerade Rauchen hat einen sehr negativen Einfluss auf die Gesundheit des menschlichen Mikrobioms und fördert Rheuma und rheumatoide Arthritis.

Man konnte herausfinden, dass das Bakterium Prevotella copri an der Entstehung dieser Erkrankungen beteiligt ist. Ist die Darmflora mit diesem Bakterium besiedelt, können Autoimmunerkrankungen leichter entstehen.

Gelenkentzündungen, wie sie für Rheuma typisch sind, treten offenbar auf, wenn bestimmte schlechte Bakterien dazu beitragen, dass der Körper seine Immunantwort aufrechterhält.

Das führt im weiteren Verlauf zu einer Verschiebung der Darmflora zugunsten Prevotella copri, das andere Bakterien wie zum Beispiel Bacteroides aus dem Darm verdrängt.

Starke Entzündungsreaktionen sind die Folge, weshalb entzündungshemmende Rheuma-Medikamente auf die Unterdrückung des Immunsystems abzielen.

13.7. Multiple Sklerose

Wer an der Multiplen Sklerose (MS) erkrankt, erleidet Schädigungen des Hirngewebes aufgrund fehlgeleiteter Immunantworten des körpereigenen Immunsystems. Auch bei dieser Autoimmunerkrankung ist man heute der Ansicht, dass das Mikrobiom eine überaus wichtige Rolle spielt.

Bis vor nicht allzu langer Zeit lag der Fokus der Medizin im Falle von MS auf Zielantigenen, die im Zusammenhang mit Fett- und Protein-Membranen stehen, aus denen die Hüllen der Zellen bestehen, die vom Immunsystem zersetzt werden.

Doch, nachdem man entdeckte, dass die für diese Prozesse zuständigen Immunzellen auf ein Protein mit der Bezeichnung GDP-L-Fucose-Synthetase 4 reagieren, war klar, dass auch die Darmflora an der Entstehung von MS beteiligt sein muss.

Das genannte Enzym nämlich wird von Bakterienarten gebildet, die man im Mikrobiom von betroffenen Menschen in großen Mengen nachweisen konnte.

Man geht daher davon aus, dass im Falle der Multiplen Sklerose die in der Darmflora aktivierten autoreaktiven Immunzellen ins Gehirn gelangen, wo sie bei der Begegnung mit dem Zielantigen starke Entzündungsherde verursachen.

Eine Behandlung von MS ist schwierig, da immer das Immunsystem betroffen ist. Allerdings ließe sich die

Multiple Sklerose im Vorfeld vermeiden, wenn die Darmflora gesund gehalten würde. Ist der Darm intakt, ist auch das Immunsystem intakt.

13.8. Infektneigung

80 % aller Immunzellen, die der Organismus zur Abwehr von Keimen, Bakterien, Viren mobilisieren kann, werden im Darm gebildet. Das Immunsystem ist immer dann gefragt, wenn es um das Eindringen schädlicher körperfremder Erreger geht, was man allgemein als Infektion bezeichnet.

Mit dem Begriff der Infektion verbunden ist ferner die Vermehrung und Verbreitung des Krankheitserregers sowie die Immunantwort des Körpers.

Immunreaktionen können verschiedene Folgen für den Organismus haben. So können Entzündungen, Magen-Darm-Beschwerden, Fieber, aber auch andere Symptome direkte Folgen der Reaktion auf eine Infektion sein. Da die im Darm unter der Beteiligung des Mikrobioms gebildeten Immunzellen durch den gesamten Körper wandern, werden auch die Informationen der Immunantwort weitertransportiert.

Die Immunantwort und die damit verbundene schwache oder starke Infektneigung bzw. Infektanfälligkeit hängt maßgeblich vom Zustand der Darmflora ab. Ist ein Mensch infektanfälliger als ein anderer, hat das sehr viel mit der Entwicklung seines Mikrobioms in den frühen Lebensjahren zu tun.

Bekanntlich erwirbt der Mensch die meisten Darmbakterienstämme, die ihn sein Leben lang begleiten, im Alter von 1 bis 3 Jahren.

Aber auch die Zeit vor der Geburt, das heißt im Mutterleib, ist bereits entscheidend. Das ist bereits weiter oben erläutert worden.

Da sich die Zusammensetzung des Mikrobioms im Alter verändert, es unflexibler wird, nimmt auch die Effizienz des Immunsystems stetig ab. Die Menschen werden anfälliger für Infekte, da ihr Darm durchlässiger geworden ist und Keime das Mikrobiom leichter aus dem Lot bringen können.

Infektneigung hat aber auch mit einer verringerten Fähigkeit zu tun, Vitamine und Mineralstoffe aufzunehmen, die zum Schutz gegen Krankheitserreger beitragen.

Das sind zum Beispiel Eisen, Selen und Zink, die nur ausreichend von einem gesunden Darm resorbiert werden können.

Die Darmschleimhäute fungieren wie eine Barriere, die durch bestimmte gute Darmbakterien in ihrer Funktionalität unterstützt wird. Bleiben diese Bakterien aus, werden die Darmschleimhäute geschwächt. Infekte können schneller entstehen.

13.9. Neurodermitis

Bei Neurodermitis, die auch endogenes Ekzem oder atopische Dermatitis genannt wird, handelt es sich um eine Hauterkrankung, die chronisch-entzündlich bedingt ist.

Sie ist in sehr vielen Fällen erblich. Leidet eine Mutter an Neurodermitis, besteht zu mehr als 50 % die Wahrscheinlichkeit, dass ihr Kind ebenfalls daran erkrankt. Ein deutlicher Bezug kann zur mütterlichen Darmflora hergestellt werden, die sich auf das Kind überträgt und bereits vor der Geburt existent ist.

Doch für den Ausbruch einer Neurodermitis sind Trigger notwendig. Diese Provokationsfaktoren sind zum Beispiel Stress, Rauchen oder auch Allergien. Aber auch ein ungesundes oder geschädigtes Immunsystem spielt eine bedeutende Rolle. Wegen seiner Neigung zur Überreaktion kann es leicht Entzündungen auslösen.

Und letztlich gelangt man wieder zum Mikrobiom, jenem Ort im Körper, an dem 80 % aller Immunzellen ihren Ursprung haben.

Atopische Erkrankungen wie Neurodermitis werden zumindest teilweise von einer gestörten Darmflora verursacht. Man vermutet zum Beispiel ausbleibende Keimkontakte und eine schlechte Diversität der Darmflora in den frühen Lebensjahren eines Menschen als Ursache.

Eine zu sterile und desinfizierte Umwelt, wenige Kontakt zur Erde, wenig Aufenthalte in der Natur, Antibiotikagabe, aber auch die westliche Lebensweise im Allgemeinen werden oft als Ursachen für die Ausbildung von Neurodermitis angeführt.

13.10. Akne

Haut und Darm haben ein intimes Verhältnis zueinander. Toxische Substanzen, die in den Darm gelangen konnte, haben negativen Einfluss auf die Erscheinung der Haut und fördern Hautkrankheiten. Akne, Schuppenflechten und auch Allergien gehen in den meisten Fällen immer auf ein ungesundes Mikrobiom zurück. Menschen, die Akne haben, leiden sehr oft auch parallel unter Verstopfung.

Im Falle einer Verstopfung sind die für das Gleichgewicht der Darmflora wichtigen Laktobazillen, Bifidobakterien und Coprobazillen nicht vorhanden. Die Barriere der Darmschleimhäute ist zudem bei Akne Patienten viel durchlässiger als bei Menschen mit gesunder Darmflora, was wiederum das Immunsystem aktiviert. Immunzellen können dann Entzündungen der Haut bewirken.

13.11. Psoriasis

Die Schuppenflechte wurde bereits als Erkrankung genannt, die mit dem Mikrobiom in Verbindung steht. Weniger bekannt ist vielleicht die Tatsache, dass Schuppenflechten nicht nur die Haut, sondern auch die Gelenke betreffen können.

Dort äußert sich diese chronische Erkrankung durch Entzündungen in den Gelenken.

Psoriasis ist erblich, aber auch Störungen in der Darmflora spielen eine gewichtige Rolle beim Ausbruch einer Schuppenflechte. Sie entsteht, weil der Organismus seine Fähigkeit verloren hat, Hornzellen zu eliminieren. Stattdessen sammeln sich diese an der Oberfläche der Haut und werden als Schuppen in Kombination mit Hautrötungen und Juckreiz an Körperteilen wie Knien, Ellenbogen und auch Gesäß sichtbar.

Da Schuppenflechte auch Gelenke befallen kann, spricht man von einer systemischen Entzündung.

Es konnte festgestellt werden, dass der Ausgangspunkt der Entzündungen, die auch das Herz-Kreislauf-System betreffen können, häufig im Darm lokalisiert werden kann. Etwa jeder fünfte Patient, der an Psoriasis leidet, weist ein stark aus dem Gleichgewicht geratenes Mikrobiom auf, sodass es über keine ausreichende Diversität verfügt.

Da zum Beispiel Bakterien der Gattung Akkermansia muciniphila oder Coprococcus, die als Butyratbildner bezeichnet werden, fehlen, können Entzündungen nicht mehr effizient bekämpft werden.

13.12. Kolonkarzinom

Mediziner sind sich immer mehr einig darüber, dass das gefährliche Kolonkarzinom, auch CRC genannt, durch eine geschädigte Darmflora mit verursacht wird. Doch nicht nur die Entstehung von Darmkrebs hängt offenbar mit dem Mikrobiom zusammen, sondern auch sein Verlauf und die Erfolge auf Heilung.

Auch im Falle von Darmkrebs steht die Ernährungsweise im Vordergrund. Vor allem zu fetthaltige und gleichzeitig ballaststoffarme Ernährung scheint zu den Hauptrisikofaktoren zu gehören. Durch die Verlangsamung des Stoffwechsels und einen unregelmäßigen Stuhlgang können Gifte nicht rechtzeitig entsorgt werden. Der Stuhl mit krebserregenden Stoffen verweilt zu lange im Darm.

Das bedeutet, dass die Darmschleimhäute mit diesen Substanzen in Kontakt kommen und das Risiko eines Dickdarmtumors stark erhöht wird. Aus diesem Grunde geht das Kolonkarzinom auch auf Verstopfungen zurück, die häufig vorkommen und dem Darm schaden. Nimmt man ausreichend viele Ballaststoffe und Flüssigkeit zu sich und bewegt man sich viel, können Verstopfungen in der Regel verhindert werden.

Fett dagegen gilt als ein Hauptverursacher von Darmkrebs. Wer zu viel Fett aufnimmt, fördert die Gallensekretion, wodurch auch mehr Gallenflüssigkeit in den Dickdarm gelangt. Da die Bakterien in der Darmflora auch die Gallensäure verwerten, entstehen bei diesem Prozess karzinogene Substanzen.

Das Mikrobiom ändert sich zudem dabei, das heißt, es werden Bakterienstämme vermehrt auftreten, die Gallenflüssigkeit verstoffwechseln.

Werden dagegen viele Ballaststoffe zugeführt, verkürzt sich als Folge davon die Verweilzeit der Nahrungssubstanzen im Darm. Potenziell krebserregende Stoffe werden schneller durch den Darm geleitet und kommen seltener und kürzer mit den Darmschleimhäuten in Kontakt.

Des Weiteren binden Ballaststoffe Wasser, was dazu führt, dass auch Karzogene im stark verdünnten Zustand den Magen-Darm-Trakt passieren. Das verringert ihre schädigende Wirkung.

13.13. Schlechter Schlaf & Depressionen

Schlaflosigkeit und Depressionen sind oft kausal verbunden. Einer ungesunden Darmflora oder einer Darmflora, die durch falsche Ernährung am Abend dazu führt, dass Menschen in der Nacht aufwachen, ermangelt es an der notwendigen Diversität.

Dabei spielt auch das Verhältnis zwischen dem Zustand des Mikrobioms Zytokin Interleukin-6, bei dem es sich um einen Entzündungsmarker handelt, der sich auf den Schlaf eines Menschen auswirkt.

Der gesunde Schlaf ist eine Notwendigkeit für die Regeneration des Körpers und seiner Immunfunktionen. Es ist anhand zahlreicher Studien erkannt worden, dass schlechter Schlaf und damit verbundene Depressionen mit dem Stoffwechsel zusammenhängen.

Dabei wird vermutet, dass das Mikrobiom nicht nur für Stoffwechsel und Immunsystem zuständig ist, sondern über den bidirektionalen Kommunikationsweg der Darm-Hirn-Achse auch den psychischen Zustand eines Menschen steuert.

Bakterien im Darm und bestimmte Gene, die für den gesamten Biorhythmus zuständig sind, scheinen in einer Interaktion miteinander zu stehen.

Somit haben die Kleinstorganismen in der Darmflora einen direkten Einfluss auf die psychische Verfassung. Dieser Einfluss gilt also auch dem biologischen Schlafzyklus.

Die Darmbakterien, die ein Mensch besitzt, können auch seine Stimmung steuern. Der Ausspruch, dass Liebe durch den Magen gehen würde, wird medizinisch so immer wieder bestätigt. Wer ein gutes Mahl zu sich genommen hat, fühlt sich wohl. Doch was positive Stimmungen bewirken kann, ist auch in der Lage, negative Stimmungen zu verursachen.

So, wie man gezielt Depressionen abbauen kann, indem man die Ansiedlung bestimmter Bakterienstämme im Darm durch die Ernährung fördert, entstehen Depressionen, wenn diese Bakterienstämme nicht vorhanden sind und das bakterielle Gleichgewicht aus den Fugen geraten ist.

Gesunde Darmbakterien wie zum Beispiel Bifidobakterium infantis sind an der Bildung von Stoffen beteiligt, die direkten Einfluss auf das menschliche Nervensystem haben.

Sie dienen als Bausteine für Neurotransmitter wie zum Beispiel GABA, Serotonin oder Dopamin. Serotonin ist bekanntlich ein Glückshormon, seine Ausschüttung führt zur Entspannung von Körper und Geist, hebt aber auch die Stimmung und lässt Depressionen verschwinden.

Folgende Darmbakterien können unter anderem gegen Depressionen gezielt eingesetzt werden: Dialister, Faecalibacterium und Coprococcus.

13.14. Müdigkeit

Wenn der Stoffwechsel beeinträchtigt ist und der Darm „schwer“ wird, setzen nicht selten Müdigkeit und Abgeschlagenheit ein. Manchmal treten auch Kopfschmerzen auf.

Mediziner kennen das Chronische Erschöpfungssyndrom, kurz CFS, sind aber bisher nicht in der Lage, sichere diagnostische Methoden anzusetzen. Doch es gilt bereits als nachgewiesen, dass auch hier die Darmflora einen beträchtlichen Einfluss auf Entstehung und Verlauf der Erkrankung hat.

Doch die CFS ist von „normaler“ Müdigkeit aufgrund einer gestörten Darmflora zu unterscheiden.

Man kann erst von einer CFS sprechen, wenn die Müdigkeits- und Erschöpfungssymptome bereits 6 Monate andauern, wenn sie sich auch mit langen Ruhephasen nicht beheben lassen und wenn sich weitere Symptome wie zum Beispiel Gedächtnisprobleme und Muskelschmerzen parallel bemerkbar machen.

Grundsätzlich kann Müdigkeit auf eine nachteilig veränderte Darmflora zurückzuführen sein, denn diese hat bekanntlich direkten Einfluss auf die Darm-Hirn-Achse und das psychische Befinden eines Menschen. Menschen, die oft müde sind, weisen auch ein verändertes Zytokin Profil auf. Zytokine sind Eiweiße, die der interzellulären Kommunikation dienen.

Sie gelten auch als Anzeiger für oxidativen Stress, der bei Menschen, die unter CFS leiden, stärker ausfällt als bei gesunden Menschen. Oxidativer Stress tritt zum Beispiel auf, wenn die herkömmlichen Entgiftungsfunktionen des Organismus zellulär gestört sind, was auf eine veränderte Zytokin Aktivität hinweist.

Die Entgiftung verläuft aber immer über den Darm als Ausscheidungsorgan. Ist die Darmflora gestört, kann der daraus resultierende oxidative Stress Müdigkeit und Abgeschlagenheit verursachen.

Ist die Darmflora dagegen mit entzündungshemmenden Bakterien besiedelt, funktionieren Stoffwechsel und Entgiftung, wird der Körper weniger belastet und der Betroffene ermüdet nicht so schnell.

13.15. Alzheimer

Immer mehr Studien weisen darauf hin, dass Alzheimer und Darmgesundheit in einem engen Verhältnis zueinanderstehen. Auch hier steht wieder die Darm-Hirn-Achse im Fokus. Ist die Darmflora dysbiotisch, kann der Verlauf einer Alzheimer-Erkrankung beschleunigt werden.

Zahlreiche Untersuchungen zeigen, dass das Risiko, an Alzheimer zu erkranken, durch mehrere Faktoren prophylaktisch beeinflussbar ist. Das sind zum einen die Ernährungsgewohnheiten bzw. gesunde Ernährung, körperliche Bewegung und Lebensstilfaktoren. Besonders Stress und eine Belastung des Organismus durch toxische Stoffe, die durch die Nahrung aufgenommen werden, erhöhen das Alzheimer-Risiko um ein Vielfaches.

Aktuell sucht man nach neuen Möglichkeiten, mit Hilfe einer gesunden Darmflora schon früh den Krankheitsverlauf positiv zu beeinflussen. Fett- und kohlenhydratarme, dafür aber ballaststoffreiche Kost, vollwertige Nahrungsmittel sowie ergänzende Probiotika sind in der Lage, die Ausgangssituation für möglicherweise betroffene Menschen zu verbessern.

Aber auch bestimmte Infektionen, die durch eine geschädigte Darmflora entstehen können, wie zum Beispiel Pilzinfektionen, sowie eine überaus durchlässige Blut-Hirn-Schranke werden häufig als Ursachen für Alzheimer genannt. Ein Hauptaugenmerk wird auf Beta-Amyloid-Plaques gelegt.

Dabei handelt es sich um Eiweißkomplexe, die die interzelluläre Signalübertragung verhindern, indem sie die Zwischenräume der Neuronen buchstäblich verkleben. Dadurch kommt es zum Absterben von Zellen im Gehirn und zu den typischen Symptomen einer Alzheimer-Erkrankung.

Man geht davon aus, dass gewisse Darmbakterien in der Lage sind, regulatorische T-Zellen im Darm zu manipulieren. Diese Zellen sind für die Kontrolle von Entzündungsprozessen im gesamten Organismus, also auch im Gehirn, zuständig.

Gelingt es der Medizin, diese Darmbakterien zu identifizieren und sie mit gesunden Bakterienstämmen ins Gleichgewicht zu bringen, könnte eine Hauptursache für Alzheimer möglicherweise ausgeschaltet werden.

13.16. Allergien

Der Zustand des Mikrobioms ist für die Entstehung von Allergien von größter Bedeutung. Allergien können dann auftreten, wenn das Immunsystem geschwächt oder geschädigt ist. Asthma und Heuschnupfen haben offenbar ihren Ursprung im Darm.

Man konnte herausfinden, dass die Entstehung und der Verlauf von Allergien und die Entwicklung des menschlichen Immunsystem praktisch parallel verlaufen. Dabei gehen die Mediziner bis in die ersten Lebensmonate eines Menschen zurück, in denen die Immunabwehr ihre stärkste Prägung erhält.

Eine frühkindliche Antibiotikabehandlung oder eine Kaiserschnittgeburt machen das Immunsystem anfälliger für allergische Reaktionen. Kinder, die in den ersten vier Lebensmonaten regelmäßig Muttermilch erhalten, scheinen im späteren Leben weniger gefährdet zu sein, Allergien zu entwickeln. Gerät das Immunsystem aus dem Lot, reagiert der Organismus mit Allergien.

Da das Immunsystem seine Wurzeln allerdings im Mikrobiom hat, ist es verständlich, warum wiederum die Darmbakterien eine zentrale Rolle spielen. Aber auch die Darmschleimhäute sind wieder zu nennen. Sind sie zu durchlässig, kann es zu allergischen Reaktionen und anderen Unverträglichkeiten kommen.

Die Bakterien der Darmflora versorgen im Normalfall die Darmschleimhäute mit Vitalstoffen und Buttersäure. Diese Stoffe sind unter anderem an der Aufrechterhaltung ihrer Schutzfunktion beteiligt. Doch um Buttersäure bilden zu können, werden Ballaststoffe benötigt, die wiederum mit gesunden Nahrungsmitteln in den Körper und Darm gelangen.

Fallen sie weg, können die Darmschleimhäute schon bald ihrer Schleusenfunktion nicht mehr gerecht werden, durch die Schadstoffe und Allergene ferngehalten werden.

14. Regeneration des Mikrobioms

14.1. Nach Darmspiegelungen

Eine Darmspiegelung bedeutet die vorherige Entleerung des Darms. Die Darmflora verschwindet mit anderen Worten, weshalb die Wiederbesiedlung des Darms mit gesunden Bakterien nach einem solchen Eingriff besonders wichtig ist.

Nimmt man vor einer Darmspiegelung zum Beispiel Abführmittel zur Darmentleerung ein, werden speziell folgende Bakterienarten in ihrer Zahl stark minimiert: Lactobacillus plantarum, Clostridium cellulosi, Ruminococcus callidus und Gemella.

Demgegenüber sind Bakterien wie Dorea formicigenerans und Proteobakterien nach dem Eingriff in größerer Zahl im Darm vorhanden.

Das ist der Grund dafür, warum das Mikrobiom nach einer Darmspiegelung ähnlich zusammengesetzt ist wie das eines Menschen, der an einer Darmentzündung oder sogar dem Reizdarmsyndrom erkrankt ist.

Deshalb bleibt es aber eine Notwendigkeit, das Mikrobiom wieder aufzubauen. Das gelingt auf die natürliche Art und Weise am besten, und zwar mit einer ausgewogenen Ernährung. Wurde eine Darmspiegelung durchgeführt und ist der Darm leer, helfen Nahrungsmittel, die leicht verdaulich und zudem fettarm sind.

Der Darm darf nicht überlastet werden:

Zusätzlich sollten viele gesunde Vitamine und Ballaststoffe aufgenommen werden. Das sind Gemüse, Obst, Vollkornwaren, probiotische Milchprodukte wie Joghurt sowie auch sättigende Hülsenfrüchte.

Wenn es um Flüssigkeit geht, sind Gemüsesäfte, stilles Wasser oder darmschonende Tees empfehlenswert. Von Alkohol, Nikotin, Fertigprodukten und zuckerhaltigen Lebensmitteln aller Art ist abzuraten. Es sollte viel Flüssigkeit getrunken werden, da man durch eine Darmspieglung übermäßig viel Flüssigkeit verliert. Dasselbe gilt für Salz.

Aber auch präbiotische Nahrungsmittel wie zum Beispiel Artischocken, Chicorée und Schwarzwurzeln sollten auf dem Speiseplan nicht fehlen.

Nimmt man kurzkettige Fettsäuren zu sich, dienen diese den Zellen, aus denen der Darm besteht, als Nahrungs- und Energiequelle. Milchsäurebakterien, die man über Molkereiprodukte zuführt, sorgen dafür, dass der pH-Wert im Dickdarm niedrig bleibt. Durch das saure Milieu wird die Ansiedlung ungesunder Darmbakterien vermieden.

Da bei einer Darmspiegelung der Darm für die Sonde mittels Kohlendioxidgas aufgebläht wird, können danach Blähungen auftreten. Darum ist darauf zu achten, dass man sich von Lebensmitteln fernhält, die bei der Verstoffwechselung zur Bildung von Gasen beitragen.

14.2. Nach Antibiotikagabe

Die Behandlung von Erkrankungen, die bakterielle Ursachen haben, erfolgt in der Regel mit Hilfe von Antibiotika. Es ist an anderer Stelle bereits gesagt worden, dass Antibiotika besonders für ein funktionierendes Mikrobiom eine Gefahr darstellen. Können nur Antibiotika helfen, muss auch an die in Mitleidenschaft gezogene Darmflora gedacht werden.

Besonders wenn Antibiotika oral als Saft oder Tablette eingenommen werden, können Magen-Darm-Beschwerden wie zum Beispiel Bauchschmerzen, Stoffwechselstörungen oder Durchfall auftreten.

Leider wirken antibiotische Stoffe nicht nur gegen gesundheitsschädliche Bakterien, sondern auch gegen solche, die es nicht sind. Aus diesem Grunde führt die Antibiotikagabe zu einer merklichen Reduktion der guten Darmbakterien, was wiederum zur Folge hat, dass sich schlechte Keime vermehren.

Durch diese Vermehrung werden verstärkt Stoffwechselprodukte erzeugt, die den Darm und das Immunsystem negativ beeinflussen.

Doch der Darm wird nach einer Antibiotikagabe nicht zu einem völlig sterilen Milieu. Einige Bakterienarten bleiben erhalten, während andere zerfallen oder zu Sporen werden. Sporen sind insofern für den Darm risikoreich, da schlechte Bakterien in ihnen über lange Zeit erhalten bleiben.

All das bedeutet natürlich, dass die Darmflora auf jeden Fall regeneriert bzw. der Darm saniert werden muss, um den Status Quo vor der Antibiotikagabe wiederherzustellen.

Dafür kommen im wesentlichen jene Nahrungsmittel zum Zuge, die bereits im Kontext der Darmspiegelung aufgeführt wurden.

Man kann aber auch Kapseln oder Tabletten einnehmen, in denen Bifidobakterien, Hefebakterien und Streptococcus-Arten enthalten sind. Diese Bakterienstämme sind in der Lage, aufgenommene Kohlenhydrate aus der Nahrung im Darm in Milch- und Essigsäure umzuwandeln, wodurch sich die Darmflora schneller erholen kann.

Besonders Hefe- und Milchsäurebakterien, die als Ergänzungsmittel zugeführt werden, können fermentierte Lebensmittel wie Sauerkraut, Buttermilch und Joghurt ersetzen, sollten diese Lebensmittel im Einzelfalle nicht konsumiert werden können. Die Wiederbesiedlung des Darms mit guten Bakterienstämmen erfolgt natürlich Schritt für Schritt.

Man hat herausgefunden, dass zu Beginn von darmregenerierenden Maßnahmen schlechte Bakterien auftreten, wie zum Beispiel Fusobacterium nucleatum, was mit einer steigenden Zahl von riskanten Virulenzfaktoren einhergeht.

Doch achtet man auf die Zufuhr von gesunden Nährstoffen, gedeiht auch eine gesunde Darmflora wieder und die krankmachenden Keime sind schnell in der Unterzahl.

15. Wie man mit der Darmflora auf Reisen umgeht

„Wer eine Reise tut …"

…sollte auf seine Darmflora achten. Kommt die Darmflora auf Reisen aus dem Lot, ist man entweder selbst schuld oder aber es gab äußere Faktoren, die man selbst oft nicht kontrollieren kann, wie zum Beispiel Hygiene in Hotels.

Mit einem gesunden Darm geht man auf Reisen, doch nicht selten kommt man mit einem geschädigten Darm und einer gestörten Darmflora zurück.

Auch, wenn man sehr achtsam mit seiner Darmflora umgeht, äußere Faktoren wie fremde Keime, die krankmachende Wirkungen haben, oder eine mangelnde Hygiene am Urlaubsort können schnell zu Durchfallerkrankungen führen. Studien haben gezeigt, dass jeder dritte Urlauber, der sich auf Fernreisen in Übersee-Länder begibt, an Magen-Darm-Erkrankungen leidet.

Nicht immer sind diese Erkrankungen dauerhaft, häufig reicht es, wenn die Darmflora sich den neuen Verhältnissen anpassen muss. Das funktioniert aber nur dann, wenn sie auch vor Reiseantritt gesund und intakt war. Ist dies der Fall, klingen viele typische Reiseerkrankungen, die mit der Darmflora zu tun haben, nach spätestens 4 Tagen wieder ab.

Doch es besteht auch das Risiko von Langzeitfolgen, wenn das Mikrobiom erstmal aus dem Lot gekommen ist. So kann ein harmloser Durchfall tatsächlich die Vorstufe eines Reizdarmsyndroms werden.

Diese Darmkrankheit wird von der Dysbiose verursacht. Da man gerade in fremden Ländern, deren Hygienestandards nicht immer den westlichen entsprechen, mit den Nahrungsmitteln faktisch immer fremde Keime aufnimmt, ist die Gefahr dysbiotischer Zustände immer gegeben. Je exotischer das Land, das man bereist, desto massiver können die Veränderungen in der Darmflora sein.

Halten die Beschwerden länger als 10 Tage an, sollte man entweder noch im Urlaubsland oder aber zu Hause einen Arzt aufsuchen, damit bestimmte gefährliche Keime ausgeschlossen werden können. Parallel dazu muss natürlich ein Wiederaufbau der Darmflora erfolgen.

Doch es existiert in neuerer Zeit noch eine weitere Gefahr. Das sind multiresistente Keime. Ist eine Darmflora geschädigt, ist das Immunsystem geschwächt, können sich derartige Bakterien einnisten. Das Problem ist, dass selbst Antibiotika gegen multiresistente Erreger wie zum Beispiel Kolibakterien wirkungslos sind.

Besonders Menschen, die Indien, Nordafrika und die Länder Südostasiens wie Malaysia und Thailand bereisen, klagen immer häufiger über einen derartigen problematischen Parasitenbefall.

Gesunde Menschen können ein mit derartigen Erregern befallenen Darm in der Regel auskurieren. Menschen, deren Immunsystem aus den verschiedensten Gründen jedoch nicht intakt ist, gehen erhebliche Risiken ein. Für eine effektive Behandlung stehen der Medizin nicht viele Medikamente zu Verfügung, was riskante Infektionen zur Folge haben kann.

15.1. Durchfall

Die Reisediarrhö, wie man sie medizinisch nennt, gehört zu den am häufigsten vorkommenden Darmerkrankungen, von denen Reisende geplagt werden. Zwischen 20 und 50 % der Urlauber, die nach Asien, Afrika oder Lateinamerika reisen, sind davon betroffen.

Nicht nur die oft niedrigen Hygienestandards sind dafür verantwortlich zu machen, auch die heißen Temperaturen sind ideale Verhältnisse zur Vermehrung von krankmachenden Keimen. Gleicht sich die Außentemperatur der Körpertemperatur von etwa 37° C an, fühlen sie sich am wohlsten.

Reisedurchfall beginnt in der Regel zwischen dem 3. und 9. Tag der Reise und dauert durchschnittlich 4 Tage. Dabei wird die Reisediarrhö von weiteren Beschwerden wie zum Beispiel starken Bauchschmerzen, Erbrechen und Fieber begleitet.

Bei nachstehender Aufstellung sind weniger als 8 % der Reisenden in Ländern mit geringem Erkrankungsrisiko bis maximal 80 % der Reisenden in Ländern mit erhöhtem Risiko betroffen:

- **Geringes Risiko:** Nordeuropa, USA, Kanada, Australien, Neuseeland, Japan
- **Mittleres Risiko:** Südeuropa, karibische Inselstaaten, Israel
- **Erhöhtes Risiko:** Afrika, Asien, Lateinamerika

Durchfall auf Reisen wird immer durch eine Infektion verursacht, wobei die Erreger, die am häufigsten auftreten, enterotoxinbildende Bakterienarten, kurz ETEC, sind. Das ist vor allem das Bakterium Escherichia coli.

Einmal im Darm angekommen, schütten diese Bakterien toxische Substanzen aus, durch die die Wasser- und Elektrolytausscheidung durch die Darmwand stark erhöht wird.

Natürlich sind auch Salmonellen Auslöser dieser Darmerkrankung. Noroviren tauchen dagegen seltener in Erscheinung.

Wer an einer Reisediarrhö leidet, sollte zur Behebung der Beschwerden auf alle Fälle viel Flüssigkeit zu sich nehmen, um den Wasserhaushalt des Organismus ausgewogen zu halten. Abgekochtes Wasser und stilles Wasser sowie schonende Tees kommen dafür in Frage.

Man kann aber auch Präparate einnehmen, die Gerbstoffe enthalten und die bewirken, dass sich die Darmschleimhäute regenerieren. Es können auch Mittel eingenommen werden, die die Flüssigkeitszufuhr in den Darm verringern bzw. stoppen.

Von Softdrinks ist abzuraten, da der enthaltene Zucker dem Körper nur noch mehr Flüssigkeit entzieht. Die Nahrung, die man zu sich nimmt, sollte ebenfalls eine Schonkost sein, das heißt gedünstete Speisen mit Reis, Haferbrei oder auch helles Brot.

Natürlich gehören Probiotika ebenfalls zu den Maßnahmen, die ergriffen werden sollten, um das körpereigene Immunsystem wieder in Gang zu bekommen.

Wird der Durchfall von Koliken und Fieber begleitet und stellt der Betroffene fest, dass sich Blut im Stuhl befindet, sollten nur vom Arzt empfohlene Medikamente eingenommen werden.

Es gibt heute aber spezielle Probiotika-Formen, die für Reisende entwickelt worden, mit denen man die Darmflora unterwegs immer wieder unterstützen kann. Sie schalten gefährliche Erreger aus und sind zumindest geeignet, den Reisedurchfall in seiner Dauer zu verringern.

15.2. Blähungen & Co.

Magen-Darm-Beschwerden auf Reisen beschränken sich nicht nur auf Durchfall, sondern es können auch Blähungen und Sodbrennen im Zuge einer Gastritis auftreten.

Wer reist, ist im Stress. Und gerade Stress zählt zu den Verursachern von Magen-Darm-Beschwerden.

Dazu kommt die verminderte Flüssigkeitsaufnahme unterwegs und vor allem auch starkes Schwitzen in heißen Urlaubsregionen.

Ferner gibt es exotische Speisen, die nicht selten sehr fetthaltig oder auch scharf gewürzt sind. Dadurch können Magen und Darmflora rasch überlastet werden.

15.3. Verstopfung

Das Gegenteil von Durchfall ist die Verstopfung. Man hat herausgefunden, dass zum Beispiel die Zeitumstellung bei langen Überseereisen eine Darmverstopfung hervorrufen kann. Hinzu kommen lange Sitzphasen in Flugzeugen oder Bussen und auch unhygienische Toiletten unterwegs, aufgrund dessen der eine oder andere Reisende schon mal auf die Notdurft verzichtet.

Verstopfungen kann man aber vorbeugen, und zwar, indem man sich mit ausreichenden Mengen an gesunden Ballaststoffen versorgt und auch immer auf die ausreichende Flüssigkeitsmenge achtet, die man zu sich nimmt.

15.4. Hygienestandards

Wie sehr oder wie wenig in einem Land auf die Hygiene geachtet wird, kann entscheidend dafür sein, wie gesund man seinen Urlaub verleben kann. Hygieneprobleme gibt es außerhalb Europas sehr häufig.

Folgende Tipps sollte der Reisende einer Fernreise unbedingt beachten.

- **Essen**: Nur Speisen zu sich nehmen, die gut durchgekocht sind und heiß serviert werden. In Ländern wie Indien zum Beispiel ist es nur aus hygienetechnischen Gründen ratsam sich in der ersten Zeit des Urlaubs von industriellem Fast Food zu ernähren und der Darmflora die Möglichkeit zu geben, sich an die äußeren Faktoren zu gewöhnen. Fast-Food-Ketten gewährleisten einen kontrollierten durchgängigen Standard bei der Hygiene, was Lagerung und Verarbeitung von Lebensmitteln betrifft. Auf diese Weise lässt sich das Risiko einer Durchfallerkrankung zumindest reduzieren.

- **Getränke**: Grundsätzlich nur jene Getränke trinken, die in Flaschen oder Büchsen verschlossen gewesen sind. Das gilt auch für Mineralwasser.

- **No-Go's**: Auf Fisch, Meeresfrüchte, Salate mit Mayonnaise oder anderen Dressings, aber auch Speiseeis und vor allem Eiswürfel in Getränken sollte auf alle Fälle verzichtet werden. Gerade Eiswürfel stellen in heißen Ländern ein wirklich großes Risiko dar. Selbst in First-Class-Hotels wird unbehandeltes Wasser, das heißt einfaches Leitungswasser zur Herstellung von Eiswürfeln verwendet. Auch das kalte Buffet im Hotel, dessen Speisen mehr oder weniger ungeschützt über längere Zeit bereitliegen, sollten zumindest in der Anfangszeit des Urlaubs gemieden werden. Vorsichtig sollte man auch bei Speisen sein, die lauwarm gehalten werden, da nur Temperaturen, die über 60° liegen, Bakterien auch wirklich abtöten.

- **Obst**: Alle Früchte sollten vor dem Essen immer gut geschält und abgewaschen werden. Ausgepresste Früchte sind ebenfalls problemlos zu verzehren.

- **Mut zum Verzicht**: Auch wenn viele exotische Lebensmittel und Speisen lecker aussehen und schmecken, sollte man sich im Zweifelsfall eher im Verzicht üben.

16. Fazit

Die Erforschung des Mikrobioms ist noch lange nicht abgeschlossen. Doch unter Berücksichtigung moderner medizinischer Erkenntnisse lässt sich bereits heute sagen, dass die Bedeutung der Darmflora für Körper und Geist nur dann tiefgründig verstanden werden kann, wenn sie auch ganzheitlich erfasst wird.

Geht es dem Darm gut, geht es auch dem Kopf gut. Das zweite Gehirn des Menschen befindet sich nach Ansicht vieler Mediziner im Darm. Betrachtet man die Fülle an Nervenbahnen und neuronaler Verknüpfungen, sowie die Reichhaltigkeit an Bakterienstämmen, die für das Funktionieren des Immunsystems und damit eigentlich des gesamten Organismus zuständig sind, ist dieser Vergleich wohl nur zutreffend.

Doch leider wird die Zusammenarbeit zwischen dem Gehirn im Kopf und dem Gehirn im Darm zu oft gestört. Dafür sind zahlreiche äußere Faktoren der Lebensweise und der Umwelt, aber auch jene Faktoren verantwortlich, die die Ernährung betreffen. Die Probleme, die die Darmflora seinem Besitzer machen kann, werden eigentlich in der überwiegenden Zahl der Fälle von diesem selbst verursacht.

Die moderne westliche Lebens- und Ernährungsweise hat sich schon in sehr vielen Fällen als Antagonist einer gesunden Darmflora erwiesen. Doch was der Mensch im Erwachsenenalter bewusst tun kann, um das für seine

Gesundheit und sein Wohlbefinden so überaus wichtige Mikrobiom stabil zu halten, kann ihm als Kind bereits mitgegeben werden: Von seinen Eltern und speziell von seiner Mutter.

Da sich das Mikrobiom bereits im Mutterleib bildet und durch die Bakterien der Mutter angereichert und geprägt wird, begleitet es den Menschen seit seiner Geburt. Die Weichen für ein Leben mit oder ohne Allergien können zum Beispiel in den ersten Monaten des Lebens gestellt werden. Aber auch Neigung, bestimmte andere chronisch-entzündliche Krankheiten im späteren Leben zu entwickeln, kann bereits mit der Geburt entschieden werden - nicht vom Neugeborenen selbst, aber von Mutter und Vater.

Aber bedenkt man, dass die Darmflora das zweite Gehirn des Menschen ist, erweist es sich nicht als weiter verwunderlich, dass sie bereits so früh im Leben existent ist.

Eine intakte Darmflora mit gesunden schützenden Bakterienkulturen ist wie die Eintrittskarte in ein gesundes Leben. Natürlich gilt es auch, die Darmflora durch die Ernährung in einem ausgewogenen Zustand zu halten, was voraussetzt, dass man sich bewusst mit dem Thema Ernährung beschäftigt.

Viele Nahrungsmittel, die es heute im Supermarkt gibt, sind gesundheitsgefährdend, was das Mikrobiom betrifft. Biologisch hochwertige Lebensmittel mit lebenswichtigen Nährstoffen, Prä- und Probiotika, und ballaststoffreiche

Kost wirken Wunder bei der Erhaltung eines funktionierenden Mikrobioms.

„Ein gesunder Geist wohnt in einem gesunden Körper". So wussten es die Mediziner der Antike schon zu sagen. Während in vielen alten Kulturen der Menschheit das Mikrobiom bereits vor vielen tausend Jahren im Mittelpunkt stand und nachhaltige Ernährungsweisen entwickelt wurden, um es zu schützen und in seiner Wirkungsweise für den gesamten Organismus zu unterstützen, scheint die westliche Welt die Bedeutung der Darmflora erst langsam zu verstehen. Zivilisationskrankheiten wie Diabetes oder Alzheimer werden auf dysbiotische Zustände im Darm zurückgeführt.

Gerät das Gleichgewicht der Darmbakterien aus dem Lot, treten verschiedenste Krankheiten auf. Auch Menschen mit Depressionen sind davon betroffen.

Kurzum: Es scheint manchmal, als habe das zweite Gehirn im Darm mehr Einfluss auf den Organismus als das Gehirn im Kopf, von dem man annimmt, es diene als Hauptschaltstelle. Das liegt unter anderem daran, dass das Mikrobiom die lebenswichtige Funktionalität des Immunsystems steuert. Neurotransmitter, die im Darm gebildet werden, können tatsächlich eine dominante Rolle spielen und sogar Reaktions- und Verhaltensmuster eines Menschen beeinflussen.

Folgt der Mensch seinem Bauchgefühl, wird er verstehen, dass das Mikrobiom niemals separat für sich isoliert vom Rest des Körpers betrachtet werden darf. Es kommuniziert mit Körper und Geist und ist, wenn es gesund „genährt" wird, auch für so manches Wohlbefinden und für so manche Euphorie zuständig.

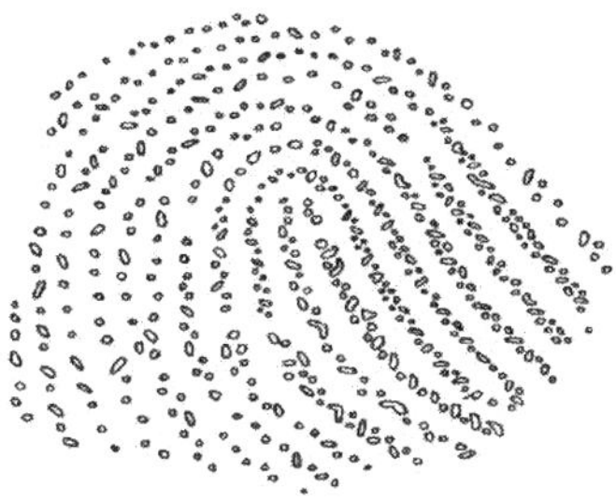

Das Mikrobiom: individuell wie ein Fingerabdruck

Danke

Danke, dass Sie sich die Zeit genommen haben, um dieses Buch vollständig zu lesen.

Jetzt kommt der Punkt, an dem ich Sie um einen kleinen Gefallen bitte möchte. Sollten Sie es nicht bereits wissen: Rezensionen sind ein extrem wichtiger Bestandteil von Produkten.

Kunden verlassen sich auf Ihre Rezension, wenn sie Kaufentscheidungen treffen. Ihre Rezension hilft meinen Büchern innerhalb eines schon fast überfüllten Amazon-Marktplatzes mehr Sichtbarkeit zur erlangen.

Sollten Sie gefallen an dem Buch gefunden haben, würde es mich sehr freuen wenn Sie sich zwei Minuten Zeit nehmen. Schreiben Sie was Ihnen besonders gut gefallen hat und natürlich auch, wenn Ihnen etwas nicht gefallen hat. Ich lese jede Bewertung persönlich und freue mich über jedes ehrliche Feedback. Dadurch kann ich mich stetig verbessern und persönlichen Kontakt zu Ihnen aufbauen.

Das geht so:

- Amazon.de aufrufen
- Zu „Mein Konto“ gehen
- „Meine Bestellungen“ aufrufen
- „Schreiben Sie eine Produktrezension“ klicken
- Rezension schreiben (mind. 10 Wörter)

Hier direkt bewerten[1]

Quellenangaben

Behrlund, Maris (FitLife), „Stoffwechsel Anregen: Das Stoffwechsel-Programm für überwältigende Abnehmerfolge in Rekordzeit inkl. Stoffwechselkur und Rezepte - Stoffwechsel auf Hochtouren bringen und Fettverbrennung maximieren“, Independently published, 2021.

Chutkan, Robynne, „Das Mikrobiom - Heilung für den Darm: Der revolutionäre Weg zu neuer Gesundheit von Innen heraus“, Unimedica, Imprint der Narayana Verlag, 1. Edition, 2017.

Collen, Alanna, Van Den Block, Claudia (Übers.), Pflüger, Friedrich (Übers.), „Die stille Macht der Mikroben: Wie wir die kraftvollsten Gesundmacher bei der Arbeit unterstützen können“, Riemann Verlag, Deutsche Erstausgabe Edition, 2015).

Ebersbacher, Victoria, „Darmgesundheit & Darmsanierung - Der Schlüssel zu Körper und Geist: Warum dein Darm der Brunnen der ewigen Jugend und Gesundheit ist & wie auch du ihn nutzen kannst (inkl. 10-Wochen-Sanierungsprogramm)“, Independently published, 2019.

Fett, Rebecca, „Arthritis und Psoriasis heilen durch einen gesunden Darm: Die Mikrobiom-Kur gegen Autoimmunerkrankungen“, riva, 2019.

Gut Balance, „Abnehmen mit der Mikrobiom-Diät: Gesunde Darmflora aufbauen, Stoffwechsel anregen, natürlich abnehmen und dauerhaft schlank bleiben (Diätplan zum Abnehmen durch Darmsanierung", Independently published, 2019.

Grassberger, Martin, „Das unsichtbare Netz des Lebens: Wie Mikrobiom, ökologische Vielfalt und Ernährung unsere Gesundheit erhalten", Residenz Verlag, 2021.

Hasler, Gregor, „Die Darm-Hirn-Connection: Revolutionäres Wissen für unsere psychische und körperliche Gesundheit (Wissen & Leben)", Klett-Cotta; 1. Edition, 2020.

Holzapfel, Brigitte, „Darm im Einklang mit Schonkost: Wie Sie mit Schonkost für Magen und Darm Ihre Verdauung entlasten können. Schonkost Kochbuch & Ratgeber mit 155 Rezepten. Leichte Vollkost bei Gastritis", Independently published, 2020.

Martinez, Maria, Thea, „Vagus Nerv: Wie Sie Jetzt mit gezielten Übungen Ihre Lebensqualität Intensivieren können. Stimulieren Sie Ihren Selbstheilungsnerv (inkl. 14 Tage Selbstheilungs-Kur), Independently published, 2021.

Muhr, Paul, „Vagus Nerv: Wie Sie Ihren Vagusnerv effektiv stimulieren und Ihr Wohlbefinden enorm steigern. Setzen Sie wirksame Übungen sofort in die Praxis um und nehmen Sie Ihre Gesundheit in die eigene Hand!", Independently published, 2021.

Röhmwohl, Dieter, „Vom Reizdarm zum Wohlfühldarm: Darmweh ade - Dauerhaft zufrieden und schmerzfrei", Röhmwohl Verlag; 2., verb. Edition, 2020.

Roth, Richard, „Gesundheit für Körper und Seele: Magen & Darm reinigen“, Independently published, 2021.

Schmidt, Rainer, Schnitzer, Susanne, „Allergie und Mikrobiota: Systemisches Krankheitsverständnis - Mikrobiologische Therapie“, Karl F. Haug; 1. Edition, 2017.

Schnabel, B. R., „Das Darm-Mikrobiom: Welt der Superlative“, Independently published, 2019.

Sonnenburg, Dr. Justin, Sonnenburg, Dr. Erica, Callies, Claudia (Übers.), „Der gute Darm: Was er wirklich braucht, um uns gesund zu erhalten. Das Neueste aus der Mikrobiom-Forschung“, Südwest Verlag, 2016.

Stallmach, Andreas (Hrsg.), Vehreschild, Maria JGT (Hrsg.),“Mikrobiom: Wissensstand und Perspektiven“, De Gruyter; 1. Edition, 2016.

Zahnweh, Katrin, „Mikrobiom Anti-Diät: Entspannt-gesunde Ernährung für Individualisten“, Independently published, 2019.

Zschocke, Dr. Anne Katharina, „Darmbakterien als Schlüssel zur Gesundheit: Neueste Erkenntnisse aus der Mikrobiom-Forschung“, Knaur MensSana TB, 2. Edition, 2019.

Haftungsausschluss

Die in dem Buch enthaltenen Informationen sind keine medizinischen Anweisungen und können die Beratung bei einem Arzt nicht ersetzen. Die Inhalte dienen der Vermittlung von Wissen und sind nicht mit einem individuellen Sprechstundenbesuch bei einem Arzt zu vergleichen.
Im Zweifel sollten alle Empfehlungen mit einem qualifizierten Therapeuten besprochen werden. Das Befolgen aller Empfehlungen erfolgt auf eigene Gefahr und in eigener Verantwortung.

Der Autor kann aus keinerlei Rechtsgrund die Haftung übernehmen.
Haftungsansprüche gegen den Autor für Schäden jeglicher Art, die durch die Nutzung der Informationen in diesem Buch , bzw. durch die Nutzung fehlerhafter oder unvollständiger Informationen verursacht wurden, sind ausgeschlossen.

Der Inhalt dieses Werkes wurde mit größter Sorgfalt erstellt und überprüft.
Der Autor übernimmt keine Gewähr und Haftung für die Aktualität, Korrektheit, Vollständigkeit und Qualität der bereitgestellten Informationen.
Druckfehler können nicht vollständig ausgeschlossen werden. Weiterhin beruht der Inhalt dieses Werkes auf persönlichen Erfahrungen und Meinungen des Autors.
Der Inhalt darf nicht mit medizinischer Hilfe verwechselt werden.

Impressum

Kontakt: Dr. med. Ursula Harder-Haque, Heidenheimerstr.7,
13467 Berlin

Covergestaltung und Coverfoto: DesignVibe

Lektorat & Korrektorat: Kerstin Barthels
Layout: Corinna Sabitzer

Printed in Poland
by Amazon Fulfillment
Poland Sp. z o.o., Wrocław

90622902R00117